真
健
康
HEALTH

跟著
博士養生
就對了

癌症預防和另類療法權威

陳立川博士

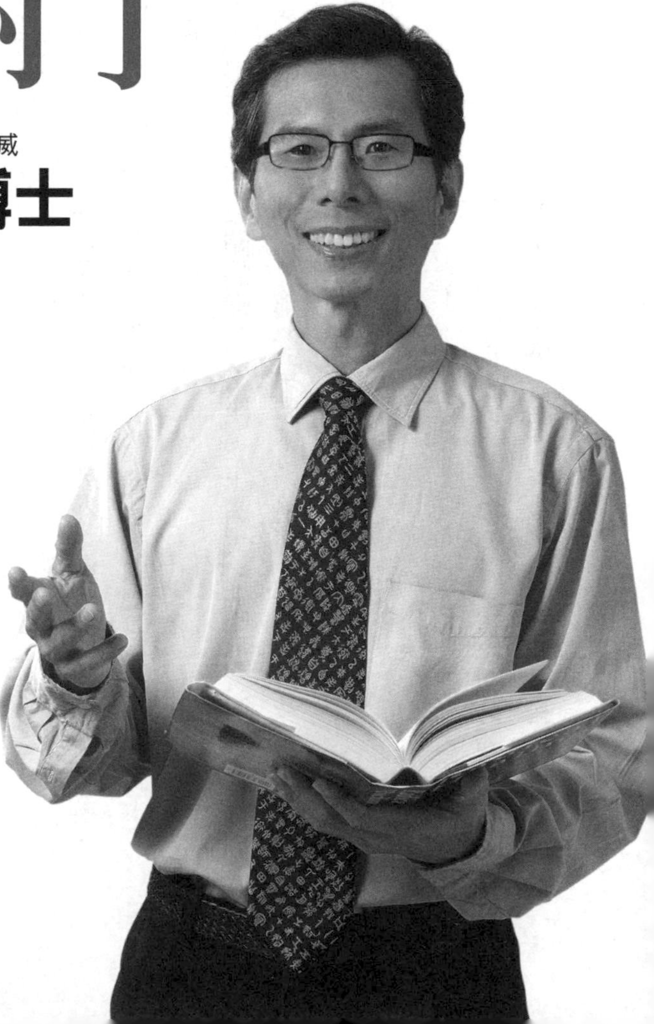

【推薦序】

真切信服身體的健康一半靠牙齒

【中華民國耳鼻喉專科醫師】王克仁．詹素心

相信許多人與我及內人一樣，很難相信「身體的健康一半靠牙齒」的論述，但現在的我們不但深信，而且是大力推崇。

身為醫學專業人士，每次要採信一套新理論之前，是需要花一點時間研究及理解，但此次的信服，不只是研究而已，還歷經我親身的病痛經歷，種種實證發生在自己身上，自然深信不疑，而且要鼓吹這個論述。

早在二〇〇五年，我聽了一場與牙齒有關的醫學講座，主講人提到汞齊對身體的危害，一聽之下，心想不妙，我嘴中有四顆汞齊，那麼身體不是已經累積相當多的汞毒，我行事一向積極，立刻找了牙醫師將我嘴中的四顆汞齊全部移除。以為嘴中沒有了汞齊，至少不會再累積汞毒，而且還能降低體內的重金屬毒素。

沒有想到，在沒有保護措施下移除汞齊之後，原本運動員般的身體出現了急劇變化。首先是牙周病的惡化，雖然換了多種牙刷與牙膏，仍然在短短一年多的時間進展成中、末期牙周病。緊接著在第一次牙周治療手術之後，居然發生了自發性氣胸，我出現

了胸痛、胸悶、呼吸困難等症狀，立即送往醫院就治。所謂氣胸，是空氣從肺臟漏出，並積存在肋膜腔，因而引起胸痛、咳嗽、呼吸困難症狀。

然而，自發性氣胸易發於十五至三十五歲年輕的男性，體型瘦高者，我已是半百之人，又非瘦高體型者，怎麼會出現氣胸？連主治醫師都覺得不可思議。更讓人不解的是，一般經過治療，三、四天之後漏洞多半就癒合了，而我住了兩個星期才出院回家。

氣胸症狀消失後，以為身體恢復了健康，卻在我要陸續治療牙周病之前，出現嚴重的胃痙攣，體重開始持續上升，體力又明顯下降，接著又出現腰痠背痛，以及神經性膀胱炎，整個身體似乎一下子垮了下來。怎麼會這樣？腦海出現了很多問號及驚嘆號。

或許我和內人注定要和陳博士相遇吧！二〇〇八年，我們參加了一場會議，旁邊坐的就是陳博士的太太——方怡博士，她和我們談起汞毒危害健康的事證，還邀請我們參加養生三環的課程。當時，我們還沒有深刻的體認，所以只將這次巧遇放在心中。二〇〇九年，我參加了在台北市聯合醫院仁愛院區舉辦的整合順勢醫學健康講座，陳博士是主講人之一，我終於見到方怡博士口中的陳立川博士，還聽到了改變我健康的精闢內容。

當陳博士提出汞齊移除時，如果沒有足夠恰當的保護設備，會有二次中毒的觀點後，我似乎看見了一道健康曙光，直覺地認為我的牙周病、氣胸等病症應該與不當除汞所引起的二次中毒有關聯。

我於是參加陳博士所開的養生三環課程，成了插班生，從排毒課程開始上起。上第二堂課的時候，我決定邀請一樣是醫師的太太一起上課，因為陳博士的課程很注重日常生活的實踐，太太一定要瞭解，夫妻共處的生活步調才能夠和諧。

隨著課程的進展，我瞭解到汞齊移除不當，汞及其他牙材金屬毒素會隨著血液流竄至全身，先前的一堆病症多與重金屬毒素有關，在陳博士的教導下，我開始認真的服用綠藻進行排毒，還經常實施物理性的泡藥草浴、咖啡灌腸及斷食排毒。

在飲食態度上，我們夫妻倆也做了調整，盡量吃有機及無毒的食物，同時慢慢地瞭解並懂得去避免平時常常食用的含有慢性過敏原的食物。在吃飯速度上，學會了細嚼慢嚥，這與我之前的匆匆扒完一碗飯的情況完全不一樣，以前的我，吃飯是在比速度，哪管食物的菜飯香，現在是悠閒品嘗食物帶給我們的喜樂。

從接觸陳博士開始到現在還不到一年時間，但身體奇妙的改善，讓我們覺得好像認識他好久，或許他是從天上派來的健康使者，帶領著我們一窺預防醫學的奧秘。

我們可以將牙齒比喻為房子的玄關，若是一塵不染，有條有理，身體的五臟六腑不會多髒或多毒，如果牙齒歪七扭八，咬合不正，蛀牙又多時，代表把關不嚴，細菌、病毒很容易入侵，身體的健康會很容易出問題。

當然，身體生病了，還有許多錯綜複雜的因素，不是單靠牙齒而已，但若從玄關開始，就嚴格遵守健康管理要訣，自然會降低生病的機率，我們是繞了好大的一個圈子才體認到這是最簡單的可行之道，很高興看到陳博士透過本書將這個觀念傳遞給讀者，衷心希望大家能夠體會到和我們一樣的觀點，因為你們何其幸運，不用經歷過我們的身心痛苦就能夠咀嚼到「身體的健康一半靠嘴巴」的真諦。

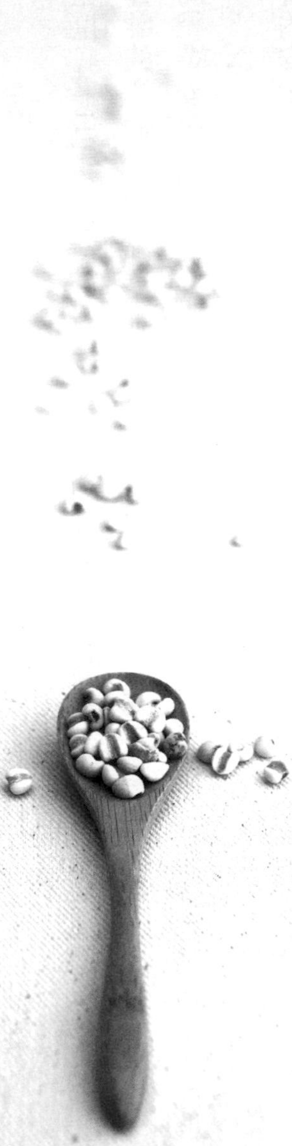

【推薦序】

汞出，好健康

【高雄巨樺牙醫診所院長】吳金佩
【高雄德安牙醫診所院長】蔡鎮安

醫聖希波克拉底（Hippocrates）對身為醫者的訓誡中，首要是不要對生病者造成傷害，而身為牙醫師的我們必須很汗顏地說，直至近年來，才驚覺「今是而昨非」，原來在學校中所學的標準安全處置方式，竟然暗藏傷害人體健康的危機，尤以汞齊危害人體最甚。

其實，汞齊的安全與否爭論已久。但學校的教育總是告訴我們，這種論調是危言聳聽，不要因噎廢食，汞齊中所含的汞，在口腔中其實是很安定，並不會有汞蒸氣揮發，被人體吸收的問題，而汞齊在臨床上易操作、不易咬耗磨損的特性，也是造成臨床上普遍廣泛使用的原因。

但隨著愈來愈多的實驗數據顯示，汞齊並不如宣稱的那般安全無害，在許多談論自然療法、健康養生及身體排毒療癒的書本中，都清楚地提到汞齊填補物對人體的毒害，像阿茲海默症的相關症狀、腹痛、憂鬱、失眠、頭痛等都與汞齊中毒有關，還會造成對腎臟的毒性。

陳博士本身曾受汞齊毒害，多年前率先由國外引進安全的除汞設備，並教導民眾正視汞齊毒害人體的事實，初期遭受許多質疑及阻力，但不改其衷，以無私無我及千萬人吾往矣的使命，推展至今。

隨著第三本書的出版，他對於強調「口腔」是一個臟器及對全身影響的重要性，有著深入而完整的解說。口腔部位的所有組織，是牙醫專注的工作範圍，所影響的不只有美觀及咀嚼功能，更與全身健康息息相關。

汞齊毒害已無須贅言，而不適當的咬合，會引起脊椎歪斜、頭痛、肩頸僵硬等問題，目前更證實，部分心臟疾病的發生與牙周病有關，牙周病病人口腔中的病菌會進入血液，並循環至全身，所以口腔對於全身之重要性，自是不言可喻。

陳博士對於口腔與整體醫學精闢詳盡的見解，對身為牙醫師的我們而言，不啻為一記當頭棒喝！讓我們得以有機會省思，並以一個「口腔整體醫學」更寬廣的宏觀角度來看待，也為自己往後的職業生涯找到新的方向。

「Do No Harm！」期許自己的醫學專業能夠真正幫助到病人，並藉由適當安全的口腔調整治療，達到身心平衡的健康狀態！

【推薦序】

管好嘴巴保健康

【身心療癒師】劉湘琪

人要活下去，就必須要吃東西；而吃得正確與否，則攸關著身心的健康與生命的品質。

我在一所大學教授「飲食與健康」，有一堂課就是講「如何正確的吃」，指導學生「如何選擇食物？」「該吃什麼、不該吃什麼、什麼時候吃？」「進食的程序為何？」「飲食應注意哪些禮節？」「吃飯該吃幾分飽？」「每一口食物至少要咀嚼多少下？」聽起來似乎是把已成年的大學生當幼稚園生了。

的確，良好的飲食習慣與態度，在幼兒期就應該建立，但環顧周遭，不論是大人、小孩，能做到的實在不多。大多數人選擇食物考量的不是營養的需要，而是口慾的滿足；在意的是購買的價格而忽視安全的價值；吃八分飽利於養生卻常把肚皮弄到十二分撐；細嚼慢嚥不僅讓食物消化、吸收順暢，還可強化齒顎、刺激腦下垂體，有預防口腔疾病及老年失智症的益處。然而許多人懶得咀嚼，三兩下的就把食物往肚子裡吞，於是各種各樣的慢性疾病就如此這般的被「吃」出來了。

陳立川博士一直以來也是戮力傳播相同的觀念，得知他所提出的「滋養、排毒、重生」的養生三環竟然與我長期推廣的「淨化、滋養、維護」養生法不謀而合，於是經常邀請陳博士到我在正聲廣播電台所主持的「湘琪的桃花源」對談，成為節目中深受歡迎的來賓，不僅聽眾反應受益良多，我自己亦因此增長不少相關的知識。

陳博士尤其關注被我稱為「天下第一關」的嘴巴，這張嘴巴若是管理不好，一半的健康就會被葬送。他尤其強調牙齒的重要性，讓我們瞭解，牙齒不僅是門面、也不只是咀嚼的工具，它對全身的影響遠超過我們的認知。

我向來知道補牙的銀粉是有毒重金屬，但直到認識陳博士之後才明白，汞齊會使白色念珠菌過度繁殖，而且也與腎臟病變、癌症、過敏、心血管疾病、不孕、兒童智力發展阻礙等疾病關係密切；汞齊二十四小時不停地在口腔內放電、打雷，還會造成腦神經衰弱、腦功能退化、失眠等神經系統的病變，為了避免汞齊繼續戕害身心，我已在去年初請牙醫師將我口中的幾顆毒牙移除了，不少聽眾朋友也紛紛跟進，到我們所介紹的牙醫診所去除汞齊。

現在我會對所有的聽眾、學員及前來諮詢的朋友呼籲：好好照顧自己的牙齒，還有，仔細閱讀這本好書，你的健康將會大大地提升。

【自序】

健康生活你也可以做到

在完成這本書初稿時，我正帶領一批養生課程學員及家屬們到美國西岸峽谷區旅遊，一路開車觀賞國家公園美麗的風景之餘，我靜靜回想書中每一章節的內容，有如牛吃草般進行反芻沉澱。

《跟著博士養生就對了》是我的第三本健康養生書。寫書是我檢視自己的絕佳機會，因為在將內在與外在經驗與讀者一起分享之前，我必須先經過深思熟慮、去蕪存菁的過程，而在這段過程中，我有再一次消化與吸收知識的機會。

我是台大農化系營養組畢業，因此對營養與飲食比一般人多了一份瞭解。我從小學開始就學會自己做飯，所以很注意食物的營養成分。到了美國做研究之後，我在數位牙醫的引導下，瞭解到「病從口入」不只限於食物和病菌，其實有毒的牙材與口腔感染可能更毒，因此在進行食療之前，必須先將牙齒整治好。

除此之外，我還學習到「吃的方法與態度」比食物的內容還重要，進一步將我從食物的枷鎖中解放出來。並不是說食物不重要，食物確實會影響我們的心智，但是人體本身有很多潛能可以克服食物的障礙。

如果我們能夠吃到對身體有益的食物，心智當然就會更清明，而且常吃有機與水土保持良好的食物還能間接幫助環保、造福地球，何樂而不為？

但在我們用直覺來挑選有益身心的食物之際，更應該要學會放棄使我們漸漸上癮的慢性食物過敏原、充滿食品添加物的精緻美食，以及便宜與來路不明的黑心食品，因為吃下這些食物，就等於慢慢消磨掉小腸中最精銳的免疫部隊，最後有可能落得疾病纏身。

去年十月我度過五十歲生日，我的學員們都很驚訝我能在這個年紀保持精力充沛以及良好的體態。這是因為我親身體驗書中的養生方法，讓自己的健康保持在顛峰狀態。在日常生活中，我嚴格遵守飲食規則，更力行身體排毒工作，不吃會讓血液黏稠的慢性食物過敏原，因此經由顯微鏡的檢測顯示，我的紅血球完全沒有沾黏現象，血氧量高達百分之九十九。

我也經常多喝好水，讓體內含水量不會隨著年紀增長而降低，依然維持在人體所需的百分之六十五，離人的平均值百分之七十不遠，但是很多人的含水量下降到百分之四十五至五十，這是瀕臨死亡的含水量，人體缺水到了這個比例，就代表離死亡愈近；此外，我儘可能多吃新鮮、有機的無毒蔬果，因為這些飽含抗氧化物的蔬果可以使身體不致產生發炎的現象，造成臃腫。

事實上，健康的生活每一個人都可以做到，只在於你要不要選擇去做而已。整治你的牙齒，慎選飲食內容，養成良好的飲食習慣，不僅顧好肝膽腸胃，免疫力也能大大提升。從現在起，翻開這本書，跟著博士養生，你也能享受身心健康的美好生活！

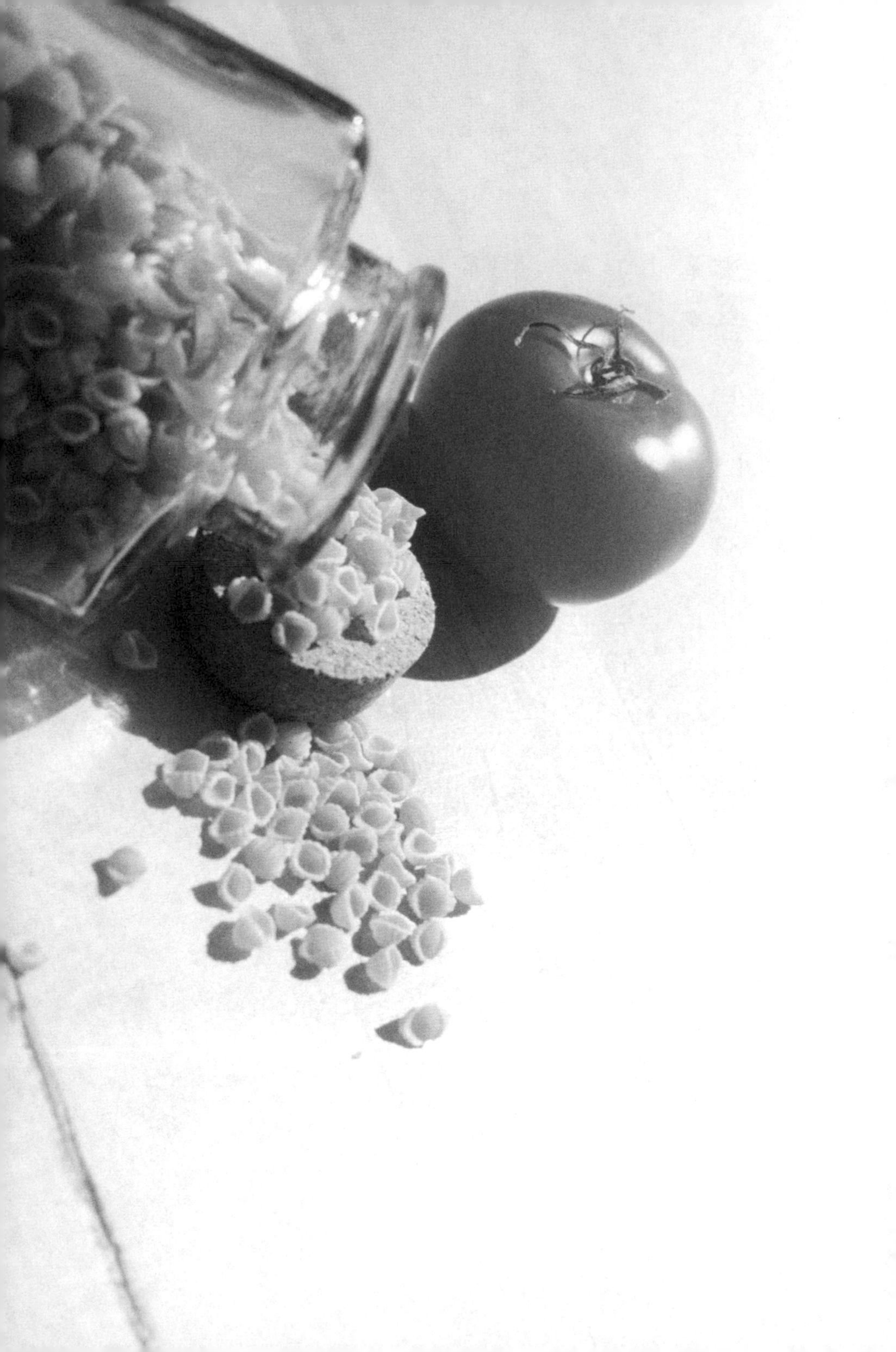

目錄

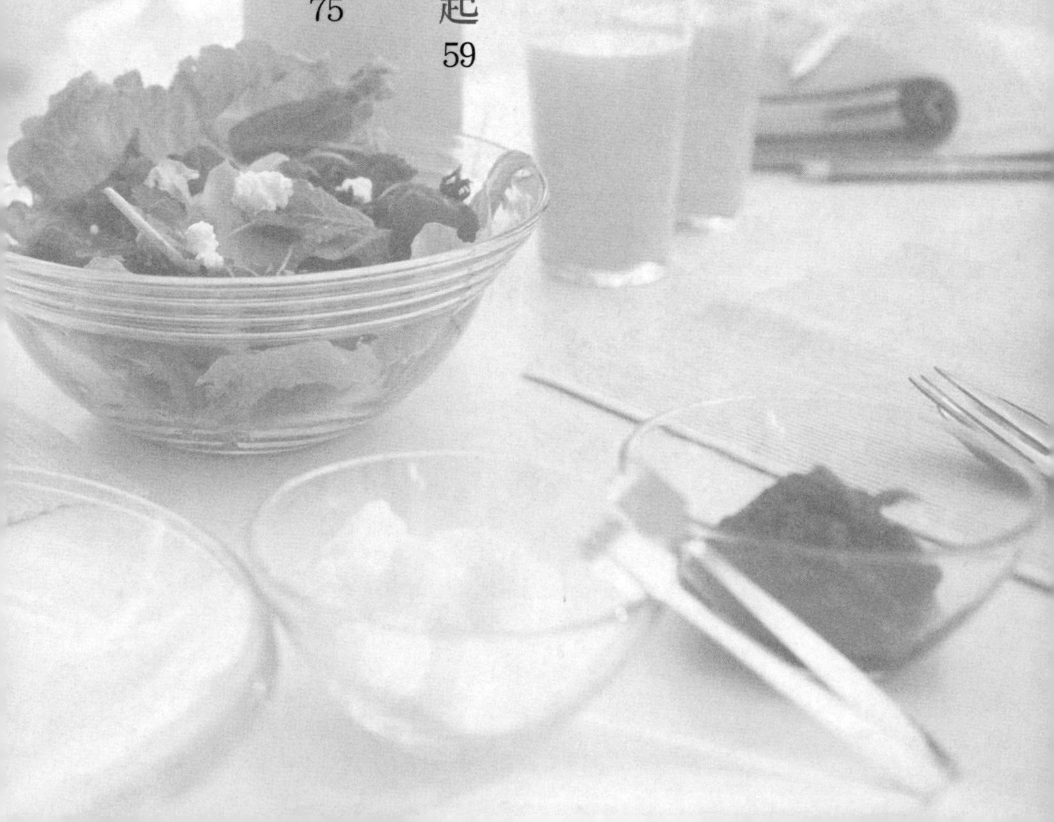

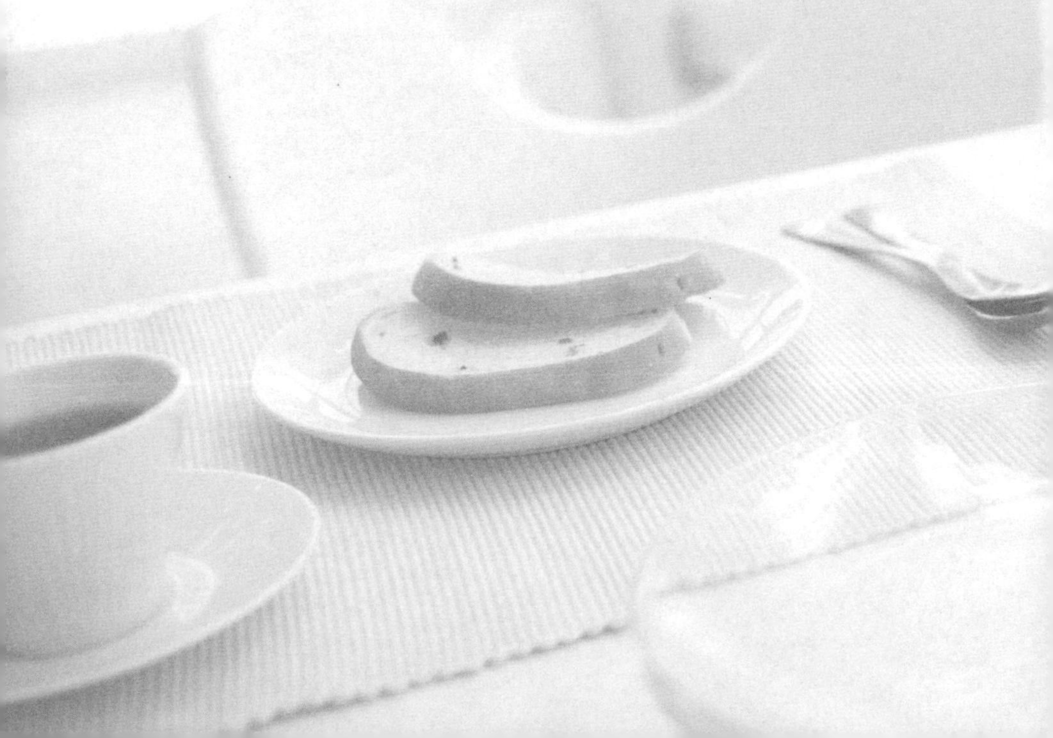

前言

從齒相
透視健康程度

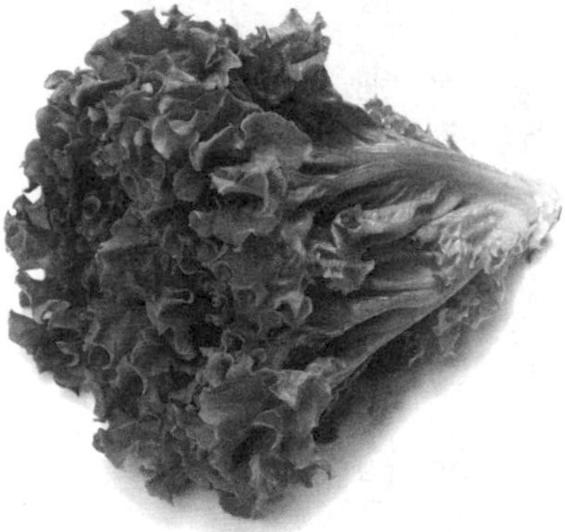

看懂齒相就知健康

牙齒會對應健康程度

近五年來，我像一名推廣牙齒健康的傳教士，傳遞牙齒與健康的相關養生觀念，所以不時有認識及不認識的人來拜訪我。

曾經有一位文字工作者來採訪我，當時她苦於牙齒發炎狀態，因此向我說明了她深受其害的過程。原來她國中時期吃到了黑心水餃，導致一顆大門牙碎裂，逼不得已將碎裂的大門牙與相鄰的門牙磨小後，再戴上牙套矯正。也就是說從外表看起來是門牙的，其實是牙套，裡面包藏的是做過根管治療的磨小真牙。很顯然的是當年牙醫師處理不當，到了現在，她不僅牙齒常常痠痛，連咬合都出現困難。

我請她張開嘴讓我瞧一瞧，然後對她說：「妳的個性膽小，沒安全感，腎臟、泌尿系統都不好。」

她聽了嚇了一跳，疑惑我怎麼會知道，而且後來她還把這段感受寫在部落格上：「陳博士瞧了瞧我的牙，像個算命仙似地說：『妳啊，個性膽小，很沒有安全感，而且腎臟和泌尿系統都不好。』我聽了大吃一驚，心想沒把脈、沒看命盤的，他怎麼這麼清楚我是一個有慢性腎炎、經常尿道發炎，而且超級缺乏安全感，動不動就受到驚嚇的『俗辣』？」

說穿了，其實是她的牙齒狀況已經說明了一切。

因為她缺的門牙位置和腎臟與泌尿系統對應，所以膽子小，而對應的臟器在這方面也會出現問題。

姑且不論在美國所看過的數千張嘴，過去的一千多個日子，我在國內已經看過不下三百個人的牙齒，以及上百張的環口X光片，對象來自全台灣各地的民眾，男女老少皆有，絕大部分是我開授的「養生三環」課程學員及他們的親友，還有一些人輾轉從媒體報導中看到我的論述，覺得頗有道理，希望我替他們評估一下健康狀況，其中還包括了一些專業的醫生。

我曾經在自然醫學與順勢醫學的課程中講課，有機會跟這些來上課的醫護人員進行交流，而我看到的共通現象是：他們都屬於工作繁忙一族，對於知識攝取跟飲食大都是囫圇吞棗，因此搞壞了自己的消化系統。

到目前為止，從齒相論斷健康程度，我還沒有一位看走眼的。有一次，有位名醫來找我，當他張開嘴後，我就直指他的大腸有問題。後來這位名醫沉默不語地離開，原來他的確得過大腸癌，而這個病歷痕跡也清楚地記錄在他的牙齒上。

不論是誰，只要有一口爛牙，健康情況就會跟著明顯變差，連專業醫護人員都不能避免。

牙齒不只有咀嚼作用

一般人認為牙齒的作用是在咀嚼，所以每當我提出「牙齒是器官」的看法時，許多人都不能理解兩者之間的關聯。

通常我不會做太多解釋，因為在歐美整合醫學領域，早已經將牙齒視為有反射作用的重要器官，而且與其他器官不同的是，它還能夠反應全身的健康狀態；只要透過環口牙齒的X光片，就可以斷定一個人健康與否，以及罹患疾病的風險。只是在國內，大家還不熟悉這個論點罷了，不過我並不擔心，相信假以時日，「牙齒是器官」的觀念也會逐漸被大家接受，就像以往沒有人相信從「腸相」可以瞭解一個人的健康，但透過內視鏡看到腸相之後，才知道原來腸相與健康有莫大的關係。

從牙齒看健康的道理也是一樣，不過和腸相不一樣的是，不需要內視鏡，也不用開腸剖肚，一張環口牙齒的X光片，就能讓你的健康狀況無所遁形、一目了然。

曾經有一位從事房屋仲介的年輕朋友來拜訪我。當時我發現他的臉部或手臂會無意識地抽動，可能是受到滿口金屬牙材形成的「電池效應」影響，因此請他張開嘴讓我看看，果不其然，兩邊都是金屬牙。

有人分別用金、銀牙材補了上下牙齒後，發現晚上睡覺時會有類似「開口笑」的毛病；有人放著缺牙不管，結果兩旁牙齒東倒西歪，生活也忙得東倒西歪；有人齒列不整齊，情緒也是七上八下；有人齒動牙鬆，代表上樑已經鬆動，很可能會影響身體的下盤，只是不知道何時會垮。

牙齒咬合差，代表上樑不正，底下的骨架也會跟著一併歪，當我再進一步觀察這類患者的生活狀況時，發現他們的生活似乎也失去了平衡。因此，牙齒的狀況對照身體的健康，兩者之間可說是相互呼應。齒相佳，食物能成為身體可以吸收的養分；齒相差，代表食物會轉變成危害身體的毒素。

「齒相」不僅左右我們的健康，也影響未來的生活。像是如果多補了幾顆銀牙粉，其中所含的汞毒會傷腎，傷了腎就留不住電解質，身體沒電，體力也會變差，工作不起勁，賺不了什麼錢；即使會賺錢，但因身體狀況差，錢都拿去看病，錢財也留不住。

從體相看吃相

吃的對或不對，自己身體最知道。不只齒相，連體相、淋巴相、臉相也會透露出身體健康與否的端倪。

一旦吃進慢性食物過敏原，我們的身體就會出現破綻，而最常見的是臃腫、鮪魚肚。如果常吃添加了防腐劑的加工食品、有農藥慣性殘留的農作物，那就好像在吸毒一樣，許多人不明就裡，這些含有毒素的食物照吃不誤，結果出現咳嗽、打噴嚏、流鼻水等毛病，還將這些症狀視為理所當然，認為是感冒或風寒性過敏症狀。

有些小孩經常哭鬧不休，或是活蹦亂跳不安分，怎麼安撫都沒用，其實是食物過敏原在作祟，像是奶、蛋、麵粉製品都是常見的慢性食物過敏原來源。

許多家長會帶好動的孩子去醫院做心智檢查，結果醫師開的處方是利他靈，成分類似安非他命，但家長們不知道這是合法興奮劑，而錯把「安非他命」當成藥給孩子吃，如此一來孩子受到毒素影響，當然更會動個不停！

慢性食物過敏原會對身體產生廣泛性的危害，常吃垃圾食物不僅對身體健康沒有絲毫益處，更會影響到心智發展，不可不慎。

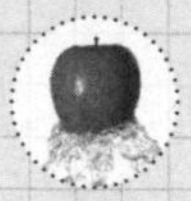

我的牙齒健康之旅

曾經飽受牙齒問題所苦

很多人問我，我是毒理學研究人員，怎麼會開始研究牙齒議題，並且深入整合醫學及身心靈的領域？而這就是我撰寫本書的初衷。

在還未深入鑽研牙齒議題之前，我和大多數人一樣，認為牙齒的所有問題與吃有關，可能是吃的食物、吃的衛生習慣，或者是營養偏差的問題；直到我因緣際會接觸到全方位牙科照護時，我才驚覺到牙齒不只是負責咀嚼工作而已，它還會影響到全身的健康。

一般人對於牙齒的認知非常薄弱，甚至還任意蹧蹋，讓牙齒成為累積毒素的幫兇，我不忍心見到國人被齒毒所侵害，更不願大家在無知的狀況下輕忽了牙齒的健康，因此廣為開課、四處演講，並著書推廣維護牙齒的重要性，努力灌輸大家「身體健康一半得靠嘴巴」的觀念。

從小我就飽受蛀牙之苦，後來當我獲悉自己的一口爛牙與食物有關之後，又接觸到來自世界各地的食療法，發現每一種食療法皆有其獨到之處，因此展開了一連串探索食療的研究之旅，希望能找到最適合自己的飲食法，以便改善牙齒的宿疾，並使身心獲得健康。

在我研究的食療法中，有一些是以發明者姓名命名的食療法，如阿金（Atkin）、迪恩．奧尼許（Dean Ornish）、葛森（Gerson）、普力提金（Pritikin）。

阿金醫師倡導的是「高蛋白質飲食法」，是一種高蛋白、高油脂、低澱粉式的減肥法，與學院派的低蛋白質、低油脂的減肥論述背道而馳，經由美國史丹福大學臨床實驗證實該法應用在減肥上非常有效。日本的江部康三醫師在《不吃主食，糖尿病就會好》一書中，也提倡類似的食療法。

迪恩．奧尼許醫師提倡的是低油脂、低蛋白、高碳水化合物的「素食療法」，他師法普力提金醫師的論述，但普力提金很早就去世了，他的食療法留下很多疑點，於是奧尼許醫師結合食療與瑜伽，幫助心血管疾病者改善病情，因此得以將它發揚光大。

葛森的「高鉀低鈉食療法」強調以高鉀低鈉的蔬果汁、生食、動物腺體萃取物為主，佐以咖啡灌腸排肝毒，比坊間流傳的胡蘿蔔汁加咖啡灌腸要複雜得多。

其他食療法還有季節排毒法，像米食、維根（Vegan）等；特定區域食療法，像地中海飲食、琉球長壽村飲食、夏威夷長壽村飲食、愛斯基摩人健康飲食；因哲學宗教而衍生的食療法，像長壽健康飲食法（Macrobiotics）、哈里路亞餐（Hallelujah Diet）、（新）素食主義等；依個人生理代謝需求，佐以檢測的食療法，像戴達摩（Peter D'Adamo）的血型飲食法（Blood Type Diet）、代謝定位飲食法（Metabolic Typing）、印度艾優吠陀飲食法；為特定疾病或徵狀的飲食法，像抗癌、低血糖、低脂肪、低碳水化合物、低蛋白質、高酮（高脂肪抗癲癇）等。

相信很多人和我一樣，為尋找改善健康的飲食法，反而陷入了不知哪一種食療法才適合自己的迷惘情境，在我逐漸體認到牙齒問題會牽動全身經脈、影響健康之後，同時也發覺了「身體健康要靠嘴巴」更深一層的意義：那就是吃進身體的食物、吃的心態，都與我們的健康息息相關。

從研究領域走入生活實踐

最早我是透過生物牙醫的研究系統，初步認識到補牙中的汞齊（俗稱銀粉）和其他有毒牙材會對身體造成傷害，而且其中所含的重金屬會抑制人體免疫系統、降低抵抗力，甚至傷害神經中樞。

爾後，透過歐美國家的病灶理論與各項實驗，我學習到齒源性感染與許多慢性病有關，像心血管疾病、腦神經病變、關節炎的發生，經常與牙齒健康畫上等號。我從德國醫師治療癌症的實證中，也得知扁桃腺與齒源性的局部感染，會讓癌症細胞有機會與全身細胞作交錯互動。另外，從與雷射專家和脊椎神經醫師的互動學習中，瞭解到牙齒咬合居然會影響到全身的功能，就連人體最基本的吸收排泄功能都與牙齒咬合有關。

之後，我閱讀了史丹奇克（Lino Stanchich）所寫的《強力飲食法》（Power Eating Program），作者史丹奇克和他的父親分別是冷戰與第二次世界大戰期間不同時期的戰犯，在險惡的困境中，他們靠著食物的咀嚼保全生命。他們倆的親身體驗也讓我領悟到口腔在身體保健上占有重要的角色。我發現吃進每口食物時，若能咀嚼上百次，的確會讓身心獲得意想不到的效果。

在飲食內容方面，我也學習到老祖宗長時間流傳下來的傳統飲食，不但能夠讓身體獲取充足養分，還可以讓我們擁有一口好牙，不易有蛀牙產生。如果再佐以身體的直覺挑選有益身心的食物，並以感恩尊敬的心態對待食物，就是根本的健康飲食之道。

口腔毒素是慢性殺手

汞齊毒素數不清

我對牙齒重要性的理解遠遠超過一般人。當我發現嘴中的汞齊會二十四小時不停地釋放毒素之後，二話不說，立刻在專業生物牙醫親自操刀下，將嘴裡七顆冒毒煙的毒牙給移除掉，換上無毒健康的牙材。之後我又發現，咀嚼時牙齒會摩擦生熱，讓口中的汞齊釋放出更多的汞蒸氣，所以當人們細嚼慢嚥的時候，反而會吃到更多的汞蒸氣。這個發現讓我在努力推廣「細嚼慢嚥」飲食保健之餘，還必須提醒大家得先要有一口好牙才行。

我個人對於汞齊問題非常審慎。多年來美國牙醫協會皆宣稱汞齊很安全，在化學上非常穩定，但很多研究證實了汞齊有毒。我在「國際口腔醫學及毒物學院」網站（www.iaomt.org）看過「冒煙的牙齒」影片，描述以鉛筆後端的橡皮擦輕輕摩擦一顆老舊的汞齊，結果汞蒸氣散溢長達四十五分鐘之久，那個畫面令我印象實在太深刻；而我的太太口中也有一顆汞齊刺青（amalgam tattoo），這是汞齊填補之後，在齒齦或口腔黏膜所產生的暗藍色病灶。爾後，經過一連串的深入研究，我也更相信汞齊有毒，絕非美國牙醫協會所宣稱的安全無毒。

汞齊是一個沒有聲音的慢性殺手。一只汞齊重一公克，約含有半公克的汞，若成人口腔內平均有五顆或十顆汞齊，那麼每天就有二．五至五公克的汞釋放出毒素讓身體吸收。這個現象就好像是「慢火煮蛙」一樣，不知不覺青蛙就被煮死了。而汞齊數量多的人情況更為嚴重。

汞齊還是污染地球的麻煩製造者。

如果你自稱是環保主義者，口腔又有汞齊的話，與「我不殺伯仁，伯仁因我而死」的情形一樣，就是污染地球的幫兇。口腔中有十顆汞齊者，每天由糞便排出的汞量非常可觀，據估計數量可以匹敵美國牙醫每年新填補的汞齊量，後果十分可怕。這是我支持除汞運動的原因之一，這樣做不僅是為了自身的健康，還可以促進地球環保。

移除汞齊請千萬謹慎

若你已經填補了汞齊，請務必尋求專業牙醫師移除，並替補更安全的牙材，但是請謹記，不要在街頭巷尾隨意尋找一位牙醫師就施行移除手術，因為並不是每一位牙醫都具有移除汞齊的專業設備及技術。

在美國具有高知名度的牙醫師賀金斯（Hal Huggins）發現，如果沒有按照安全步驟移除汞齊，三分之二的患者在一年之內會有新的病症出現，所以千萬不要掉以輕心。

有一位媽媽在瞭解汞齊的毒害後，還在哺乳期間就急著移除汞齊，而牙醫師竟在沒有使用安全防護設備之下替她移除汞齊，結果使得嬰兒在成長階段，出現了生長遲緩與腸道不適問題，這是因為汞透過母奶大量進入嬰兒體內，造成腸胃道與神經皆有受損的緣故。

另一個年輕的媽媽在聽了我的演講後，立刻找了一位很談得來的女牙醫師，在無安全防護設備下移除汞齊，可是一個月之後，她感覺身體虛脫，於是打電話向我求救。當時我告訴她要服用綠藻與維生素C排汞，之後她的虛脫情形才逐漸改善，回復健康。

我有一位親友在聽完我的汞齊論述後，找了一位她自認功夫很了不得的牙醫師移除汞齊，結果那位親友原本的偏頭痛，比移除之前更為嚴重。

一位大學教授在看了我自費出版的《你補了幾顆毒牙？》一書後也很有感觸，但他只看了一半，就跑去找牙醫師除汞齊，結果鼻竇發炎不止，醫師還為他動了預防癌症的息肉清除手術，殊不知鼻竇發炎其實是汞中毒惹的禍。這位大學教授經過一段時間之後，才理解他的症狀是因為在沒有安全除汞防護設備下移除汞齊所造成的，於是趕緊使用排毒方式保命。

某位年輕女性跑去南部一所知名教學醫院移除汞齊，也是一樣未使用安全防護設備，結果在一個多月後出現恐慌症，後來是在配合醫師做螯合治療後，症狀才慢慢改善。

為什麼在沒有安全防護設備的情形下移除汞齊，會對身體造成這麼大的傷害呢？原來是牙醫師在切除汞齊時，會有高達四千 ppm 的汞蒸氣出現。這個劑量究竟有多危險？我舉一個數據說明，大家應該就很清楚：依據美國職業安全署的規定，工廠或牙醫診所只要出現五十 ppm 的汞蒸氣就要關門大吉了。

所以，千萬不要因為擔心汞毒會造成身體的傷害而失去了理性，在慌亂之中隨意找個牙醫師移除汞齊，尤其在沒有安全防護設施之下，這是非常危險的作法，有可能造成二次中毒。

你的牙齒健康嗎？

要深入瞭解牙齒、牙齦與齒槽骨狀況，不妨找一家有數位X光機的牙醫診所，拍幾張全口X光片，並請牙醫師為你做全口功能評估，就會更清楚牙齒的健康狀況。

或是透過簡單的檢查表，也可以初步瞭解你的牙齒健康程度，總分愈高者，口腔狀況愈糟糕。

牙齒健康檢查表

請問你的牙齒有以下敏感症狀嗎？請根據感受程度圈選。

1	喝熱飲或冷食，牙齒會有痠疼敏感現象？	0	1	2	3
2	吃甜食時，牙齒會有痠疼敏感現象？	0	1	2	3
3	咬下或咀嚼食物時，牙齒會有不舒服的疼痛？	0	1	2	3
4	經常會傷風發熱、起疹或口腔潰爛嗎？	0	1	2	3
5	嘴巴經常會有口臭或怪味道嗎？	0	1	2	3
6	經常有口乾舌燥的問題嗎？	0	1	2	3
7	牙齦常有出血或疼痛現象嗎？	0	1	2	3
8	有牙齒鬆動或咬合不良問題嗎？	0	1	2	3

9	食物常會塞在牙縫嗎？	0	1	2	3
10	有抽菸，或嚼菸草、吃檳榔的習慣嗎？	0	1	2	3
11	有一顆或多顆牙齒曾被抽掉神經嗎？	0	1	2	3
12	清醒或睡覺時會有磨牙或啃牙現象嗎？	0	1	2	3
13	清醒或睡覺時用口呼吸嗎？	0	1	2	3
14	張口時，顎關節有喀喀聲響嗎？	0	1	2	3
15	張閉口時有困難嗎？	0	1	2	3
16	咀嚼時，會疼痛或有困難嗎？	0	1	2	3
17	在早上起床時，顎關節會特別痠痛、疲勞嗎？	0	1	2	3
18	你對牙齒的外觀滿意嗎？	0	1	2	3
19	替你臉龐的對稱性打分數。	0	1	2	3

說明：1～17題，愈嚴重者，分數愈高。18～19題，愈滿意者，分數愈低。

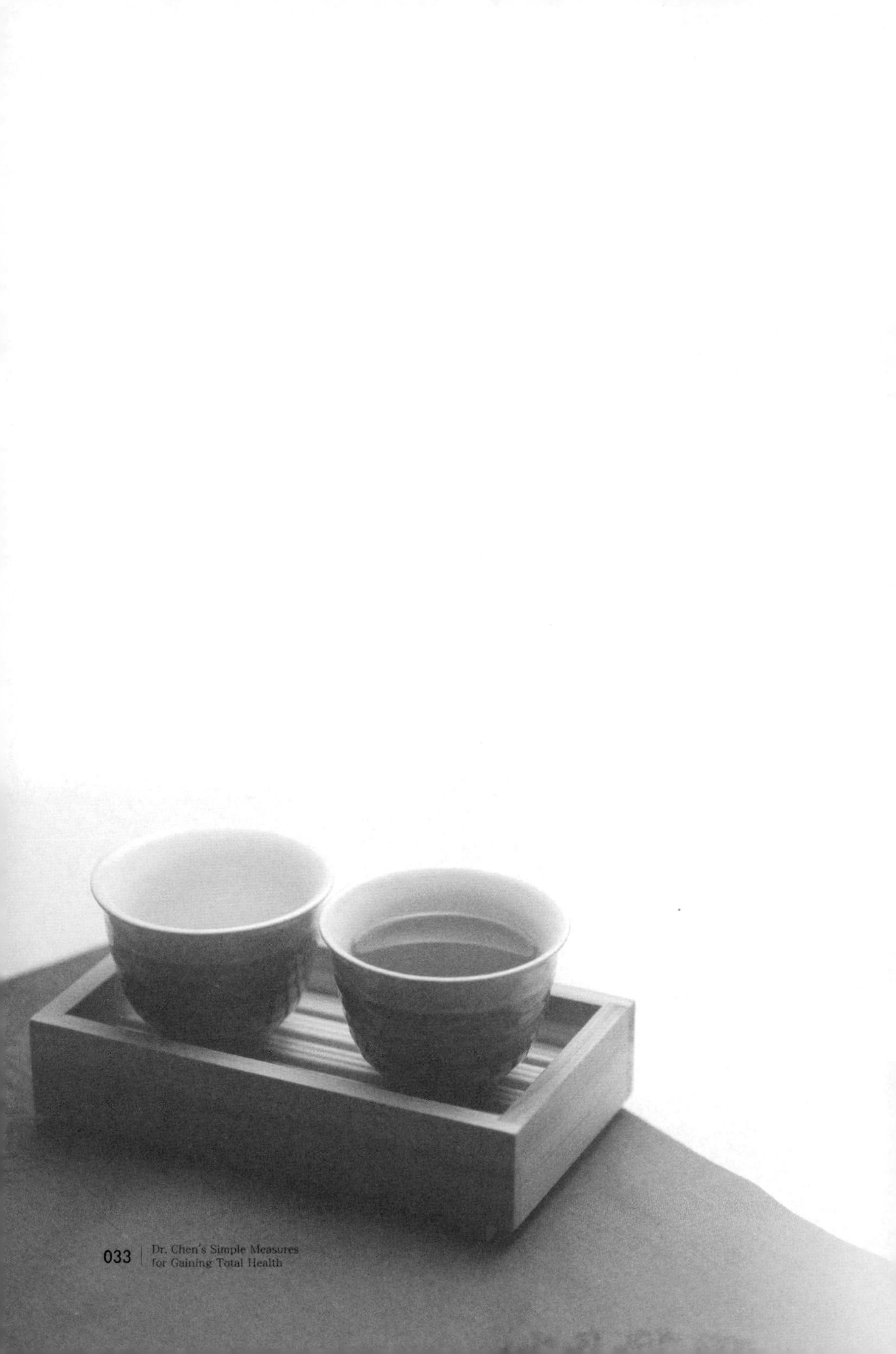

第一章

牙齒左右健康

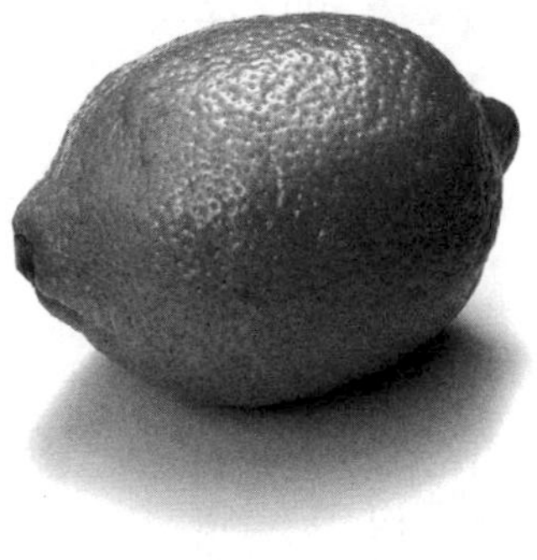

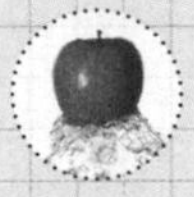

牙齒毛病與疾病息息相關

齒源性感染問題多

我對牙齒的認識不僅限於汞齊或有毒牙材，透過與美國、德國醫師的長時間接觸，我研究到齒源性感染和慢性病、癌症都有關聯。

「齒源性感染」是牙齒最常見的感染疾病，包括牙周病、根管治療牙齒、齒槽骨空穴感染、死牙、殘留的牙根、未治療的蛀牙，都可能造成齒源性感染。目前根管治療是牙醫界很普遍的治療方式，同時是最常見的齒源性感染來源之一。

很遺憾的是，即使已進入到二十一世紀，大多數牙醫師並不知道偉斯頓・普萊斯（Weston Price）牙醫師對根管治療所做的嚴謹實驗與紀錄。

抗生素的發現及大量使用，是讓許多人對感染問題掉以輕心的原因，以為有「美國仙丹」之稱的抗生素，可以輕易殺死細菌。就以最常見的牙周病感染來說，目前研究顯示，僅是咀嚼就會讓牙周病感染源的毒素進入血液中，影響身體健康，更不用說中風、心臟病、肺炎、糖尿病、早產、胰臟癌等疾病，都已經被研究證實與牙周病有密切關聯。

正因為齒源性感染會對身體造成一定程度的傷害，所以必須加以控制與清除，特別是患有長期慢性病變者。

根管治療的牙齒很毒

相信很多人都有類似的經驗：當牙齒疼痛去看牙醫師時，若是蛀牙已深入牙髓，牙醫師多半會建議你抽神經，也就是所謂的「根管治療」。站在醫師的角度，根管治療是最常使用的牙科治療手術，也是保存牙齒的根本之道；但就研究者的立場來看，根管治療卻不是你想像的那般單純。

傳統根管治療的成功與否，是依細菌培養法來判斷，也就是說，從抽過神經的牙齒取樣做體外細菌培養，看是否會長出細菌菌落，沒有菌落出現才算成功。現在的牙醫幾乎都是根據 X 光片上有沒有膿漏作為判定標準。但這是最低標準。許多歐美整合醫師及生物能牙醫師並不苟同這種作法，因為從生化實驗顯示，抽掉神經的牙齒有劇毒產生，還窩藏許多細菌。

我還從科學研究中獲悉，牙齒齒槽膿漏的細菌並不容易在體外培養，至少有一半以上的口腔微生物無法培養成功，雖然以是否有膿漏作為判定標準頗有爭議空間，但是從以往及最新的研究都顯示，根管治療過的牙齒幾乎沒有所謂的乾淨狀態。

普萊斯牙醫研究團隊中的病菌學家，曾經從根管治療的牙齒中分離出病菌種類，結果和今日研究人員所分離出的病菌種類相同，包括鏈球菌、葡萄球菌和螺旋原蟲，百分之九十病菌是鏈球菌屬，百分之六十五屬於糞便科，還有糞便螺旋原蟲（Spirochetes fecalis）、阿米巴原蟲及其他細菌。

齒槽骨空穴容易窩藏細菌

若有因牙齒矯正而拔牙者，特別是智齒的地方，最容易留下齒槽骨空穴情形。會形成空穴，與牙齒與槽骨之間的韌帶有關，一般拔牙時，牙醫不會清除韌帶，結果韌帶又會迅速長合，致使造骨細胞誤認為牙床已經長回，所以停止造骨，變成空穴，長久下來空穴便成為口腔藏污納垢的地方。

將齒槽骨空穴的毒素萃取出來，經過比對，要比根管治療牙齒的毒素還要毒上好幾倍；根據統計，拔掉的十顆智齒中，有九顆都有齒槽骨空穴這類的問題。在台灣，我看過了許多案例，還包括牙醫師自己的齒槽骨空穴。

有人是天生營養不良、齒顎過小，因此牙醫師會建議拔掉小臼齒牙做齒列矯正，通常有五到七成的患者會留下齒槽骨空穴，我上課的學員當中就有這樣的案例。

齒槽骨空穴很容易引起潛伏性的感染，但是絕大多數的病人對於齒槽骨空穴沒有任何感覺，有經驗的牙醫師可根據 X 光片加以辨識，有時候則需要藉助超音波齒槽骨空穴掃描儀，或更精密的斷層掃描儀器檢測認定。

近年來，歐、美整合醫學從臨床經驗中發現，這種潛伏性的感染與部分末期疾病有交互性影響。因此，不要以為牙齒沒感覺就是沒問題，在拔掉智齒時，一定要向牙醫師確認韌帶是否清除乾淨，並且注意是否留下齒槽骨空穴的情形，避免成為潛伏性感染的溫床。

為了證明根管治療對健康有害，普萊斯還分析了病人以及實驗用的兔子的血液。在數千件案例中，有做過根管治療的患者及兔子，血液中的白血球皆會上升；兩者的多核白血球細胞量皆會降低，也都出現了體重減低的現象。

究竟是病菌讓兔子有毒？還是病菌釋出的物質造成以上症狀？普萊斯還進行了相關研究。首先，他發現根管治療的牙齒中含有水分，細菌應有繼續存活的可能性，接著他進行了另一個實驗，結論顯示，牙齒萃取出的毒素比採樣牙齒所帶有的細菌及毒素還要毒。普萊斯的解讀是，病菌的侵犯可能刺激了兔子製造「抗毒素」抑制毒性，而細菌毒素因為沒有防禦效應，毒性反而會更毒。

普萊斯曾經拔除掉一些感染的牙齒，再依照根管治療的步驟在體外醫治這些牙齒。在嘴外消毒這些牙齒比較容易，但切片後顯示，這些牙齒及齒堊質，還是帶有細菌感染。從根管治療齒的牙齦線或線下採樣切片的實驗中，普萊斯發現到不僅牙根及齒堊質保護層發生了感染，就連一、二毫米相近的骨骼也有細菌感染。

近年來，專家根據肯塔基大學化學系主任黑利（Boyd Haley）博士所發明的TOPAS毒性檢測方法，進行檢測，發現百分之九十八做過根管治療的牙齒都帶有毒性，其中有百分之七十的毒性很高，該數據不僅證實了普萊斯的研究，還提供新的證據，即使根管治療的技術已經大幅改進，還是不能去除感染菌株所遺留下來的致病毒素。

由此可見，根管治療容易對牙齒造成感染，同時有危害身體健康的風險，是我們必須正視的問題。

不要輕忽毒牙材與感染原的交互影響

許多人常認為補牙是小事一樁，怎麼可能會影響到全身的健康？其實問題就出在所補的牙材是否為有毒牙材。

我認識一位德國籍的迪區．克林哈特（Dietrich Klinghardt）博士，他是世界著名的整合醫學大師，在美國西雅圖行醫，對於歐洲生物醫學強調牙材毒性與齒源性感染的重視程度瞭如指掌。

他經常在課堂上講述德國毒理學家麥克思．鄧德爾（Max Daunderer）醫師的一項重要發現，鄧德爾從屍體取樣中發現，所有經呼吸進入體內的毒素，皆貯存在齒槽骨牙根附近。例如汞齊常貯存在牙根附近、後臼齒根之間、下顎鼻竇的底部邊界，而下顎上升到顳顎的關節處，更是最為嚴重的貯存位置。黃金毒素則容易藏在牙根附近和上顎鼻竇底部，而鋁、鉛、鉍（bismuth）等金屬毒容易貯存在牙根四周或牙頸。至於農藥和煙毒，則分別藏在下顎上升部位和齒槽骨血管。

鄧德爾醫師認為齒槽骨感染只是表象問題，真正的癥結是這些部位早已成了小型「垃圾桶」，專門積存吸入的毒素，必須清掉，骨骼才會癒合及生長。

他曾在手術後二十四小時留下的棉布中，發現棉布吸附了高達二十 ppm 的汞，可見毒牙材對身體的傷害有多深。

重金屬會壓抑免疫系統，也會抑制造骨細胞生長，一旦齒槽骨處貯存太多重金屬毒時，拔牙後留下來的空洞往往很難癒合填滿。正因瞭解箇中奧妙，我最近將一顆有壓迫神經之虞的阻生橫生智齒拔除，為了避免拔除齒槽骨之後會產生不良後遺症，手術之前，我努力進行排毒，利用咖啡及水兩種不同灌腸法排毒，或以油漱口法排毒。

歷經五個月的準備之後，我飛到美國拔除智齒，當時我的牙醫好友馬格拉斯很驚訝，我的血氧量高達百分之九十九，術後沒有疼痛，腫脹情形一天後就消腫，十天以後傷口拆線，癒合得很漂亮。我的一位好友同樣也有智齒問題，三年前給南部一位牙醫拔除，結果得了蜂窩性組織炎，差一點因嚴重感染喪命。所以，有沒有排毒準備，醫治效果是有差別的。

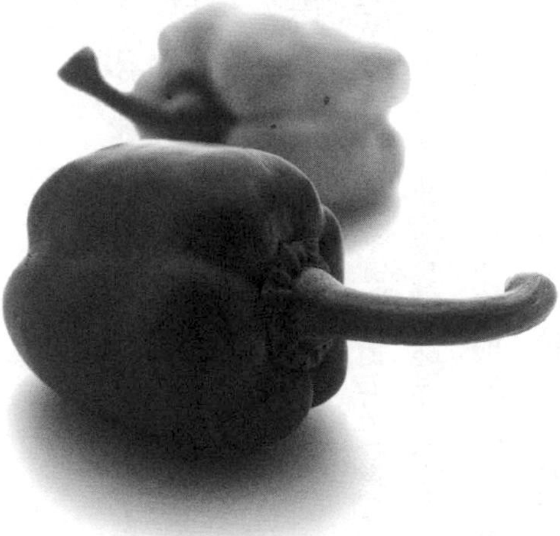

普萊斯是二十世紀貢獻良多，卻被忽略的科學家。一八七〇年，普萊斯出生於加拿大安大略的農莊，一八九三年取得牙醫學位以後，移居到美國。他一邊行醫一邊做研究，發表了許多備受矚目的文獻，撰寫的牙書還成為牙醫師必讀的標準教科書。

行醫時，他發現小孩子很容易罹患蛀牙，牙齒排列不整齊，所以齒弓容易變形，問題是小孩的雙親卻很少有這種問題發生，所以他懷疑與營養有關，而直到三〇年代，該項懷疑才被證實。一八九八年，普萊斯牙醫師擔任美國牙醫協會研究中心主任，率領超過六十人的優秀科學團隊，花了二十五年時間研究有關根管治療的牙齒造成人體傷害的臨床實證，所有實證數據皆記載在兩本著作中，結論是：抽掉神經的牙齒對健康有礙。

普萊斯牙醫師在醫學人類學上亦有很大的貢獻。一九三一年開始，他與護士妻子旅遊世界各地收集證據，證明蛀牙與齒列不齊主要是源自營養不良。一九三九年出版了《營養與身體退化》（Nutrition and Physical Degeneration）一書，清楚描述其中的關聯性，有許多牙醫師非常認同他的觀點，而且哈佛大學的人類學系連著好幾年都指定該書為必讀的參考書。

普萊斯牙醫師最重要發現，是以嚴謹的方式記錄了世界各地的傳統飲食法，現代人只要照著這些依據，改變飲食習慣，就可擺脫文明病的困擾。

牙齒原來是臟器

護齒運動就是維護健康

近年來，日本政府倡導「八十／二十護齒運動」，意即到了八十歲，還能保有二十顆健康的牙齒，目標是減輕國家投入在醫療上的龐大支出。日本人認為「牙齒是健康的指標」，而我更是死忠的支持者。每一位來上我養生課程的學員，都要拍一張數位全口X光片，它可以評估每個人身體健康的程度。

目前已知的身體反射區，以雙腳、雙手及耳朵反射區最為一般人所知，其實牙齒和手足一樣可以視為內臟反射區，我認為牙齒比手足反射區還要更為精準。

按照中醫「陰陽五行說」的理論，每一行皆包含了不同的腑（空心）器官及臟（實心）器官，像大腸與肺臟是一對互為表裡的腑臟。傳統中醫將頭腦歸屬腎經，但我認為西醫將頭腦視為中樞器官比中醫的歸屬來得貼切，頭腦是整合或掌理金、木、水、火、土五行的最高指揮官，所以我特別以「新中醫五行說」，來彰顯頭腦與口腔對健康的重要。根據中醫的推理，我認為腦是實心的「臟」，而口腔是空心的「腑」，口腔與腦互為表裡，因此我加上了「頭腦」這一行。

德國對闡述牙齒與經絡系統、神經、脊椎、荷爾蒙腺體關係，花費了近六十年時間做科學研究，並藉由此反射關係作為檢測及治療疾病的依據。但在台灣，只有少數人擁有牙齒與全身經絡關係的知識，我希望能將這個知識推廣開來，讓讀者瞭解原來牙齒是這麼重要的臟器，千萬不要忽略平日的保養。此外，牙齒與食物的毒素會間接影響心智活動，因此健康的關鍵之一就在保護你的頭腦。

齒搖真的會體衰嗎？

很多人問我，「牙齒不好，健康真的會出問題嗎？」根據牙齒與經絡間的關係，確實如此，同時根據我多年研究，牙齒與經絡之間的罹病風險關聯性大致如下：

門牙：上下門牙共有八顆，皆與泌尿系統相關。一顆門牙有補牙、做牙套，或做根管治療、拔除手術等任何治療情形時，可能沒有多大風險，但如果有兩到三顆，就會提高風險，如果有四顆（含）以上這種牙齒，泌尿系統出問題的風險就會升高。

牙齒與經絡關係圖

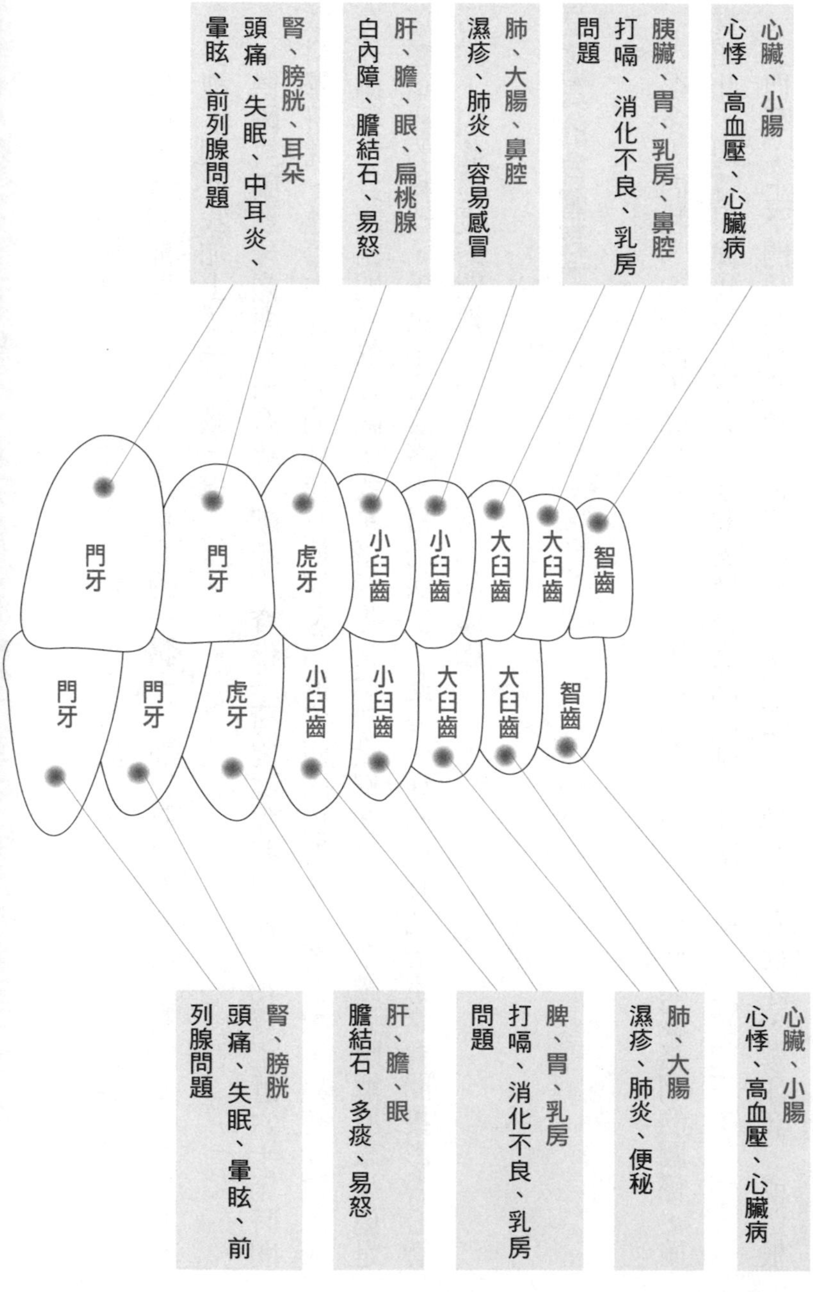
心臟、小腸
心悸、高血壓、心臟病
胰臟、胃、乳房、鼻腔
打嗝、消化不良、乳房問題
肺、大腸、鼻腔
濕疹、肺炎、容易感冒
肝、膽、眼、扁桃腺
白內障、膽結石、易怒
腎、膀胱、耳朵
頭痛、失眠、中耳炎、暈眩、前列腺問題
智齒
大臼齒
大臼齒
小臼齒
小臼齒
虎牙
門牙
門牙
智齒
大臼齒
大臼齒
小臼齒
小臼齒
虎牙
門牙
門牙
心臟、小腸
心悸、高血壓、心臟病
肺、大腸
濕疹、肺炎、便秘
脾、胃、乳房
打嗝、消化不良、乳房問題
肝、膽、眼
膽結石、多痰、易怒
腎、膀胱
頭痛、失眠、暈眩、前列腺問題

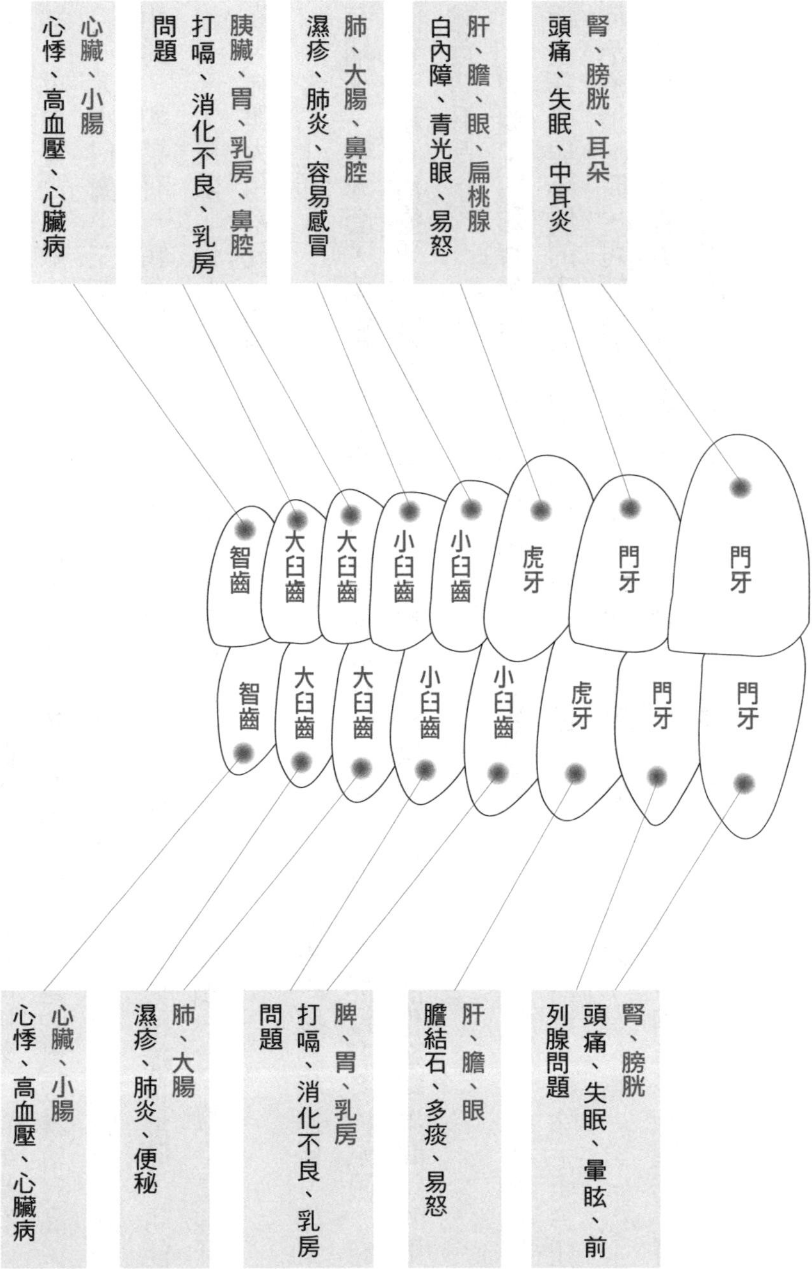
腎、膀胱、耳朵
頭痛、失眠、中耳炎
肝、膽、眼、扁桃腺
白內障、青光眼、易怒
肺、大腸、鼻腔
濕疹、肺炎、容易感冒
胰臟、胃、乳房、鼻腔
打嗝、消化不良、乳房問題
心臟、小腸
心悸、高血壓、心臟病
門牙
門牙
虎牙
小臼齒
小臼齒
大臼齒
大臼齒
智齒
門牙
門牙
虎牙
小臼齒
小臼齒
大臼齒
大臼齒
智齒
腎、膀胱
頭痛、失眠、暈眩、前列腺問題
肝、膽、眼
膽結石、多痰、易怒
脾、胃、乳房
打嗝、消化不良、乳房問題
肺、大腸
濕疹、肺炎、便秘
心臟、小腸
心悸、高血壓、心臟病

犬齒／虎牙：上下虎牙共有四顆，與消化系統的肝、膽經相繫。一顆虎牙有補牙、做牙套，或做根管治療、拔除手術等任何治療情形時，可能沒有什麼風險，但如果有兩顆，就會提高風險，而有三顆（含）以上這種牙齒，肝膽系統出問題的風險就會升高。

大小臼齒：左右上顎共有四顆小臼齒，左右下顎第一及第二大臼齒與大腸經、肺經相通。如果有一顆有補牙、做牙套，或做根管治療、拔除手術等任何治療情形時，可能沒有多大風險，但有兩到三顆的治療牙，就會提高風險。如果有四顆（含）以上這種牙齒，肺與大腸系統出問題的風險就會升高。

左右上顎第一、二大臼齒、左右下顎的小臼齒與消化系統的胃、脾經相連接。如果有補牙、做牙套，或做根管治療、拔除手術等任何治療情形時，可能沒有多大風險；有兩到三顆有治療牙，就會提高風險；有四顆（含）以上這種牙齒，消化系統出問題的風險就會升高。

智齒：四顆智齒與小腸經、心經相連接，下顎的智齒與十二指腸（小腸）前端相通，而上顎是與小腸的末端有關。一顆智齒有補牙、做牙套，或做根管治療、拔除手術等任何治療情形時，可能沒有多大風險，但如果有兩顆，就會提高風險；有三顆（含）以上這種牙齒，小腸與心血管系統出問題的風險就會升高。至於沒有長智齒者，相關部位將會有發育不完全的困擾，也就是天生比較虛弱，需注重保養。

牙齦及嘴唇：這是反射胃與脾經問題的地方。牙周病代表胃、脾經有問題；嘴唇變薄代表一個人過度思慮，有礙胃與脾的健康。

乳癌患者的牙齒病變多

牙齒與經絡的關聯並非絕對性，甚至沒有對稱性。美國全方位牙醫學會（Holistic Dental Association）前理事長布蘭綺．葛路比（Blanche Grube）就發現在她所治療的乳癌患者中，約有七成患者的牙齒都出現病變，又多與胃經相關。根據瑞士拉烏（Thomas Rau）醫師多年治療乳癌的經驗，與乳房相繫的十顆牙齒之中，百分之九十以上的患者，至少有一顆以上的牙齒，不是做過根管治療，就是有潛伏性感染。通常得癌的乳房是與有問題的牙齒同側，但是我也見過少數幾個左右交叉無對稱性的案例。

有乳房病變的女性不妨自行檢查與乳房相繫的牙齒，與乳房相關的牙齒有三個部位，一為上顎的第二小臼齒，二為第一、二大臼齒，三為下顎的兩顆小臼齒，檢查項目包括是否有補汞齊？是否有帶鑲金屬的牙套？是否有做過根管治療？牙齒是否被拔掉？有植過牙嗎？

我把四個乳癌患者的研究，提供給大家參考。

第一個案例是年紀很輕的患者，選擇西醫正統療法。她有四顆與胃經相關的汞齊、沒有做過根管治療，但有智齒拔除留下的兩處齒槽骨空穴，工作場所有也暴露潛在致癌物之虞。

第二個案例是中年女性患者，以傳統西醫療法進行治療。她的牙齒狀況糟，牙齒所剩無幾，幾乎都做過根管治療，牙床明顯萎縮，有齒槽骨潛伏性感染，又有重金屬做的牙橋，目前病情無大礙，仍在慢慢治療中。

第三個案例是不到四十歲的患者，未曾接受過傳統西醫治療。她有三顆與胃經相關的汞齊、有五顆填補銀粉的牙齒、兩顆做過根管治療的牙齒、智齒拔除處有感染之虞，目前病情已控制住，沒有惡化。

第四個案例是罹患兩次癌症的患者，第一次是乳癌，第二次是生殖器官癌。她的口腔中有數顆汞齊，移除汞齊後，恍神現象便消失。有一顆位在胃經路線上的根管治療過牙齒，或許是病原未除乾淨，才得了第二次癌症，目前已接受口腔整治，癌症指數得以控制。

味覺能反應健康警訊

牙齒不只是健康反射區，還反應出內臟情況。中醫的「五行說」有所謂「五味」的辨識法，也就是說口腔中的味道會透露我們身體的狀況。如果口味異常、或者特別偏好及排斥某種口味，可能是某些疾病發出的警訊。

口苦：特別偏好及排斥苦味者，代表心和小腸經有失調情況。另外，食物積聚在胃部難以消化，導致肝膽有發熱情形，形成代謝失常，會發生口苦現象。晚上多吃油膩的消夜，也容易引起口苦症狀。

口甜：口腔會產生甜味，常是因脾胃濕熱、肝脾發炎所致。西方醫學則認為口甜常見於糖尿病患者，這與消化系統的胰臟功能紊亂有關，導致各種酶的分泌異常，當唾液中澱粉酶的含量過多，舌部味蕾受到刺激，會產生甜感。

口酸：肝膽有發熱情形，侵入脾後，形成口酸；而脾胃氣弱者，胃酸常分泌過多，往往也會有口酸感。如果吃的食物積存在胃部超過四、五個小時以上，代表消化不良，油膩食物很容易讓口中有酸味感。

口辣：肺有熱或脾火旺時，口中常會有辛辣味，舌體會出現麻辣感，特別偏好辣味的人，很有可能是肺、大腸經失調的關係。特別排斥辣味者，可能和肺與大腸經失調有關，不妨放鬆肺臟，讓呼吸更深。如有便秘者，可以吃麻辣火鍋促進大腸排便，因為辣味會刺激內酚肽的產生，放鬆腸道肌肉導致排便，甚至會有腹瀉症狀。

口鹹：長期生病的人多半有腎虛情形，口中常有鹹味，補腎可以消除口鹹症狀。特別偏好及排斥鹹味者，有可能與腎及膀胱經失調有關。慢性重金屬中毒者或缺乏礦物質者，多半會出現嗜好鹹味的情形。

口淡：脾胃虛或脾虛運作失常者會有口淡情形，覺得飲食沒有香味、口感無味，所以要吃得清淡，平常多吃稀飯，搭配小菜，或喝富含植物酵素的蔬果汁，讓脾胃運作早日恢復正常。

口臭：嘴巴是脾胃的開竅部位，若口氣有酸臭味，常是消化不良，或食物積聚在胃部發酵所致，而牙齦感染也會有口臭，感染期間常吞嚥感染源及毒素，對腸胃功能會有損傷。

口香：糖尿病患者有脂肪代謝不完全的情形，會產生芳香酮體及血液酮體，由呼吸散發出來，所以口腔中常會有一股果味香。

口澀：有膽鬱肝熱或脾胃衰敗的人，由於唾液腺分泌減少，口腔會出現苦澀味，各種癌症末期患者因唾液少的關係，都可能會出現這種味覺，所以要特別留意。上大夜班的人，唾液腺分泌也會減少，常會出現口澀現象。

口膩：常吃肥甘厚味食物的人，或有風寒感冒者，脾胃消化功能常會變弱，口腔出現口膩感，表示身體在排斥這些食物，要改吃清淡一些的食物。肝膽解毒與代謝過重時，也會有口膩現象，需要進行排毒。

沒有蛀牙或補牙的人，牙齒問題比較少，但偶爾還是會有不舒服的情況出現，尤其是隨著年紀的增長，鈣質流失，牙齒出現問題的機會也大增。另外，平常可以摸摸看哪一顆牙齒根部的牙齦有痠痛、疼痛的情形，再根據以上說明，瞭解哪些經脈及組織器官需要注意，針對該部位做做指壓按摩也是一種身體保健方法。

其實身體的健康與否，在中醫的「五行說」中早有清楚描繪。我經過多年實證，彙整出以下「中醫五行說病徵歸類表」，對照相關組織問題、負面情緒、五行歸類及開竅部位，就可以瞭解身體目前的狀態，圈選的項目愈多，就代表你需要更注意自己的健康狀況了。

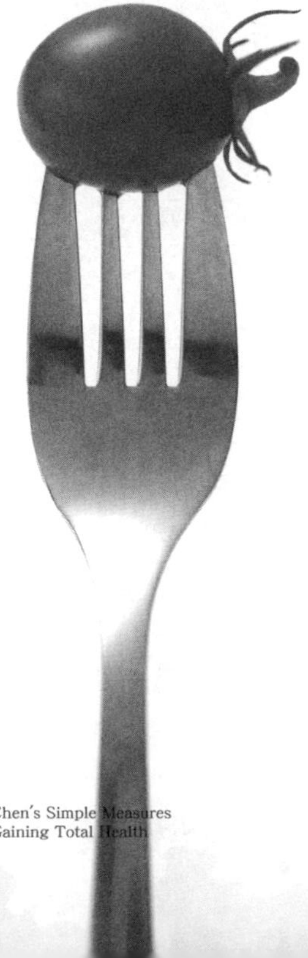

中醫五行説病徵歸類表

病徵：過去、現在的問題（請勾選）	相關組織	情緒	五行歸類	開竅
□近視　□遠視　□亂視　□眼乾　□青光眼 □白內障　□眼屎多　□眼對光敏感　□喉有痰 □膽結石　□筋緊痛　□肝斑　□焦慮　□易怒 □老人斑　□鬱鬱不樂　□無法消化多油食物 □非常嗜好油膩食物 □任何與右列相關腑臟與組織的問題	筋腱／韌帶 小型肌 周邊神經 扁桃 陰道／陰唇 陽具／陰囊	生氣 憂鬱	木， 屬肝膽問題	眼
□舌苔　□舌頭破　□舌顏色異常　□流汗 □半夜盜汗　□心悸　□心律不整　□心臟疾病 □高血壓　□喜好刺激　□有受震驚傷害 □任何與右列相關腑臟與組織的問題	大小動脈 外耳 眼角	過度作樂 刺激／震驚	火， 屬心及小腸問題	舌
□唇腫　□唇裂　□打嗝　□肌痛症　□低血糖症 □消化不良　□胃酸不足　□胃酸過重　□牙齦腫痛 □牙齦發炎　□乳房問題　□早餐後易累 □任何與右列相關腑臟與組織的問題	大型肌／肉體 眼皮 胰臟	過度沉思／憂慮	土， 屬胃脾問題	唇／嘴

□濕疹　□皮疹　□痔瘡　□皮膚過乾　□皮膚過油 □皮膚堵塞　□異位性皮膚炎　□便秘　□腹瀉 □脹氣　□腸躁症　□鼻塞　□鼻子癢　□流鼻水 □鼻屎過多　□易打噴嚏　□肺炎　□呼吸淺 □支氣管炎　□經常感冒　□傷口復癒慢 □任何與右列相關腑臟與組織的問題	鼻竇／鼻咽 氣管 皮膚、鼻咽 氣管 皮膚	悲傷	金，屬肺、大腸問題	鼻
□頭痛　□暈眩　□失眠　□水腫　□尿有濃味 □頻尿　□尿失禁　□排尿困難　□尿液顏色深 □耳癢　□耳屎多　□中耳炎　□蛀牙　□牙痛 □頭痛　□骨刺　□熊貓眼　□腎結石　□性無能 □無性慾　□骨質疏鬆　□脊椎扭曲　□經期不順 □任何與右列相關腑臟與組織的問題	性器官 腦／脊椎 骨／骨髓／牙齒 內耳 肛門 尿道	恐懼	水，屬腎、膀胱問題	耳

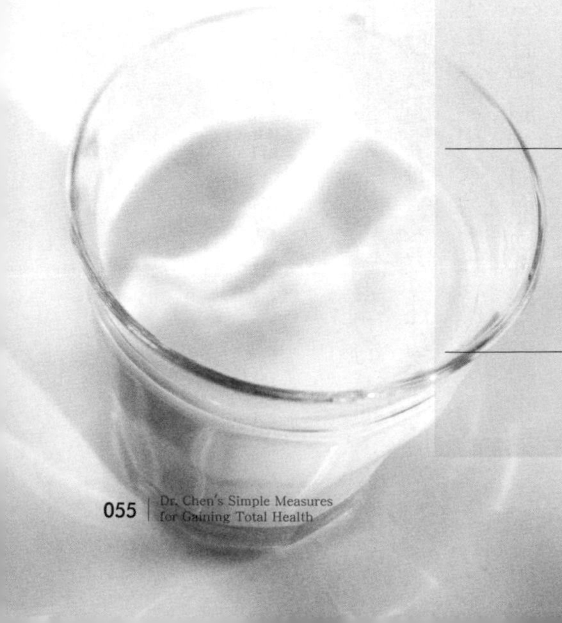

身體健康靠嘴巴有根據

「身體健康靠嘴巴」是我為健康下的結論，絕不是空口說白話，而是根據兩位醫師提供給我的數字作依據。

賴托（Larry Lytle）牙醫師是一位雷射專家，他教導我「上樑不正下樑歪」的道理，上下顎咬合不對，會影響脖子以下的身體結構排列，包括吸收與排泄等全身性功能，他還給了我一份由日本牙醫師進行的臨床實驗數據，顯示出只要用咬合板墊高後牙的高度，許多病情都將獲得改善，像血液中的好壞膽固醇、三甘油脂、白血球數等一般常見的兩百項醫學指數，就有四分之三達到平均百分之七十五的改善。

脊椎神經醫師羅伯沃（Robert Walker）是我第二位要感謝的醫師，他讓我瞭解到結構不對會影響全身的健康。我們常說「上樑不正下樑歪」，是指「從頭下降」扭曲結構的力道，這種力道下降到骨盆、腳部時，力量會跟著受到壓迫，造成下盤的不正，類似一般常聽到的S形脊椎；至於下樑歪是指「從下上揚」扭曲結構的力道，像長短腳或骨盆不正就是下盤部位不當的扭曲結構，若下盤力道不對，一樣會影響到上樑的結構，使身體出現歪斜問題。

牙齒問題解決了，全身問題也跟著好轉，這不是一句口號，而是有太多證據顯示的結果。

奧運選手都有專屬牙醫師幫助他們進行牙齒咬合的調整，可想而知牙齒對全身健康的重要。日本人也非常重視牙齒咬合問題，有「經營指導之神」的船井幸雄是其中的代表人物。已是銀髮族的他非常注重養生保健，二〇〇〇年底，他開始咳嗽不止，後來他閱讀了村津和正醫師撰寫的《牙齒原來是臟器》一書後，決定接受村津和正的治療。首先，他移除了含鈀、汞合金等不當金屬的補牙，再補上不會吸收電磁波的牙材；接著進行牙齒咬合矯正，好讓脊椎挺直，不會壓迫到神經。結果，從前肩膀僵硬的問題不見了，鼻子與喉嚨的宿疾也迎刃而解。除此之外，他盡量做到不讓身體吸收到電磁波，連使用或飲用水都要經過活性氧去除，食物也經過除害處理後才會食用，同時做適度的運動，時時保持穩定情緒，消除緊張。

佛雷德・休斯（Fred Hughes）是美國一家報業老闆，他曾撰寫《我死了嗎？》一書，這本書的出版給了我很大的鼓勵，表示多年來我積極推廣「身體健康靠嘴巴」的觀念，又多了一項實證。書中報導一位非醫師出身的博士羅伯・道林（Robert Dowling），利用溫度顯影機，偵察癌症末期或西醫束手無策的病人，發現他們的口腔四周皆有溫度異常的共同現象。所謂「溫度異常現象」，是指該顯影機偵測頭游移在口腔部位進行偵測時所出現的不同體溫，若顯影機顯現的是綠色，代表該處體溫正常；顯現橙色或紅色，表示該處發炎，體溫過高；若是藍色，體溫明顯偏低，細胞可能屬退化病變狀態。

可是當這些患者在經過口腔治療之後，他們的癌症一一痊癒，就連佛雷德本人與妻子也是受益者。為什麼口腔獲得健康後，連帶著癌症也能治好？這是依據身體結構的研究，口腔是身體上游的部位，當上游出現發炎問題時，相對應的下游部位也會發炎，而且癌症已經被證實是一種長期慢性發炎疾病，所以上游口腔問題解決後，下游的癌症也會跟著痊癒。

健康放大鏡

如果用數字換算，百分之七十五就是四分之三，將兩者數字加以相乘，得到的數字是十六分之九，該數字為〇．五六，再乘以一百，數值就大於百分之五十，身體健康靠嘴巴的「一半」就是根據此一數據。

第二章

根本食療
從細嚼慢嚥做起

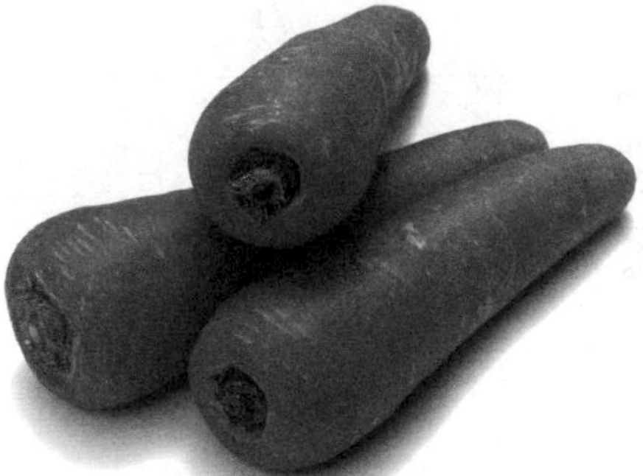

史丹奇克父子的神奇經歷

真人實事飲食法

我在美國擔任癌症研究員期間非常注意飲食療法，經常跑到各大書局蒐集資料，結果常被同一個問題所困擾：「到底哪一種食療方法最正確？」當我每看完一本書，所產生的疑問更多，因為每位作者都宣稱其療法有助改善病人的疾病，但問題是這些言論又會與其他療法相牴觸。我是一個有營養學背景的人，面對這些眾說紛紜都已深陷無助感，更何況是一般大眾。

這個問題困惑了我兩、三年，直到讀到《強力飲食法》這本書之後，我才發現細嚼慢嚥的重要性。自此之後，我開始注意吃進嘴裡的每一口食物，盡量將食物咀嚼成液狀後再做吞嚥動作。

《強力飲食法》作者史丹奇克的父親在第二次世界大戰時被德軍俘虜，與其他三十一名水手一同被關在集中營做苦工，三餐不繼，衣不蔽體。他在天冷時全身發抖，喝了冰水，身體更是寒冷，於是他將冰冷的水含在口中細細咀嚼，每口約為上百次，意外地發現使用這種方式喝水，竟然可以讓身體一點都不覺得冷。

隨後，他將這種方法運用在飲食上。雖然在集中營裡，一天只能吃一餐，多半為一塊麵包、一碗湯，但他發現細嚼慢嚥上百次，甚至兩、三百次的吃法，不僅沒有饑餓感，身體反而會感到暖和有力氣。

他將這個方法告訴其他同伴，只有兩個人仿效他的吃法，其餘的同伴都譏笑他們很無知。當戰爭結束之後，其他二十九人不幸罹難，只有他們三個人幸運地存活了下來。這是強而有力的實證：飲食有方的確能夠救人一命，即使吃下去的東西營養不足，更不管是否為有機、慣性農作物，只要細嚼慢嚥，就能超越食物的極限。

爾後，史丹奇克將這套飲食方法運用在自己身上，結果證實，這套細嚼慢嚥飲食法一樣救活了他。當年，他企圖逃出由共產黨執政的南斯拉夫而被俘虜，下放到勞改營，從下放的那一天起，他就開始進行細嚼慢嚥飲食法，最後成功逃出南斯拉夫，投奔美國。

他認為是父親的發現救了他一命，所以他要無私地貢獻出自己的經驗，教導更多人如何吃。

很多人以為實驗就是要在控制下進行，才能得到準確公正的結果，所以對《強力飲食法》這種人體實證嗤之以鼻，但是我將這個實例改用科學論述方式呈現，大家就能夠體悟到這個經驗是多麼震撼人心！

實驗名稱：細嚼慢嚥的強力食療法

實驗目的：評估在集中營殘酷環境下，咀嚼食物一百口以上，對生命存活的影響。

實驗對象：十八至四十五歲同國或同種族的男性，不會暈船、身體健康，共三十二名。

實驗時間：至少三年以上

實驗方法：實驗組——每口咀嚼食物的次數、喝水含在口中的次數，要超過百次以上，計有三人。對照組——咀嚼食物一如平常，喝水亦同，所有參與者皆為志願，計有二十九人。

實驗環境：納粹集中營的艱苦生活環境，每天頂多一餐，食物沒得選擇，衣不敝體，飲用的不是過濾水。

實驗結果：實驗組三人存活，對照組二十九人死亡。

不必用統計學分析，就能夠看得出細嚼慢嚥具有攸關生命存活的作用。我之所以會用「攸關生死」來形容這個實驗結果，是因為它說明了吃的方法與態度，比吃的內容還要重要。當然，如果能夠同時注意吃的內容及食材選擇，身體健康會更上一層樓。

有一次，一位印度教的教主找我去諮商，希望我能幫助他克服身上擴散的黑色素皮膚癌，我提到咀嚼有靜坐功效，可以穩定心神，他當下理解到自己過去所犯的錯誤；原來他的老師在世時，吃飯都是面壁靜吃不語，而他不是邊吃邊看書，就是邊吃邊寫書，從未專心吃過飯。看來他已將自己的消化系統給蹂躪掉，沒多久他就病逝了，這個例子讓我更深切體會到咀嚼和健康之間的重要性。

細嚼慢嚥是根本食療的起點

細嚼慢嚥是飲食的小習慣，卻是攸關生死的根本食療法，而且主控權操之在我。這種飲食法能夠增加消化酵素的作用表面積，提高小腸的吸收率，同時有利唾液與油脂的混合，促進消化與吸收，還會縮短食物停留在胃腸的時間，加速食物廢棄物的排泄，舒緩便秘的情形。

細嚼慢嚥有助營養素的舌下吸收，分解後的營養素會含在舌下，和血液一起進入全身行循環作用，直接到達腦部，特別是葡萄糖。腦部的思考主要是以葡萄糖為能量來源，舌下吸收最直接的受益者就是腦部，效果會比小腸吸收來得快。

照鏡子時，將嘴巴張開，舌頭捲起，會發現舌頭下有很多血管，它們就是具有吸收力的表皮部位。

順勢醫學的醫師通常會採用酊劑，這是一種滴劑，直接滴在舌下服用，讓能量訊號直接抵達腦部。功能性醫學的醫師也會建議病人在舌下服用液體維生素，利用舌下吸收，營養素可直接進入血液，供身體使用，而不會被胃酸破壞，造成身體額外負擔。

有研究發現，多咀嚼有益保持記憶力，比較不容易得老年失智症，我認為這與營養素直接由舌下吸收至腦部有關係。

若胃酸不足，澱粉的消化在胃裡就不會完全停止。蛋白質在胃裡的消化則需要在酸性環境下進行，一旦胃酸分泌不夠，消化就不能如期展開，還會造成脹氣問題。有此問題時，不妨服用鹽酸甜菜鹼錠，因為會釋放鹽酸幫助胃液酸化，能夠建構出適合蛋白質消化的生化環境，所以蛋白質不易在胃裡腐化產生脹氣。

胃酸過多，不妨用舌尖輕舔上顎、用舌頭摩擦口腔內側的牙齦，或者利用舌根的帶動，讓舌頭在口腔內前後蠕動，不用多久，口腔內就會分泌出大量唾液；或者可以利用咀嚼製造更多唾液，當唾液充滿口中時，會增加重碳酸鹽的濃度，降低消化液的酸性，緩解胃消化不良造成的不適。

細嚼的同時必然會有緩慢吞嚥作用，慢嚥最大的好處是要讓胃的容納量逐漸增加，而不是一下子撐大，所以不會因為食物劇烈的衝擊感到難受，甚至受損，反而會有一種舒適感。咀嚼一旦過快，胃就必須承擔更多消化工作，食物待在體內的時間拉長，不利細胞的新陳代謝，還會讓食物發酵、發爛。

缺水會影響唾液的生成，所以每天一定要喝足夠的好水。如果吃飯時真的要趕時間，就要盡量吃少一點，避免囫圇吞棗，或用蔬果汁、精力湯來取代正餐。不過在飲用蔬果汁或精力湯時，不要一口氣馬上嚥下，要與唾液混合約十秒以上，好讓口腔有時間發揮消化及解毒的作用。老年人因掉牙造成牙齒咬合不正，妨礙咀嚼功能時，可以飲用蔬果汁或精力湯來取代部分正餐，以吸收更多的養分。病人的身體通常很虛弱，胃口也不好，要細嚼慢嚥又很消耗身體能量，所以不必勉強進食，可以用鮮榨純果汁來喝，節省身體能量，但不要喝有過多纖維的精力湯，因為代謝纖維非常耗體力。

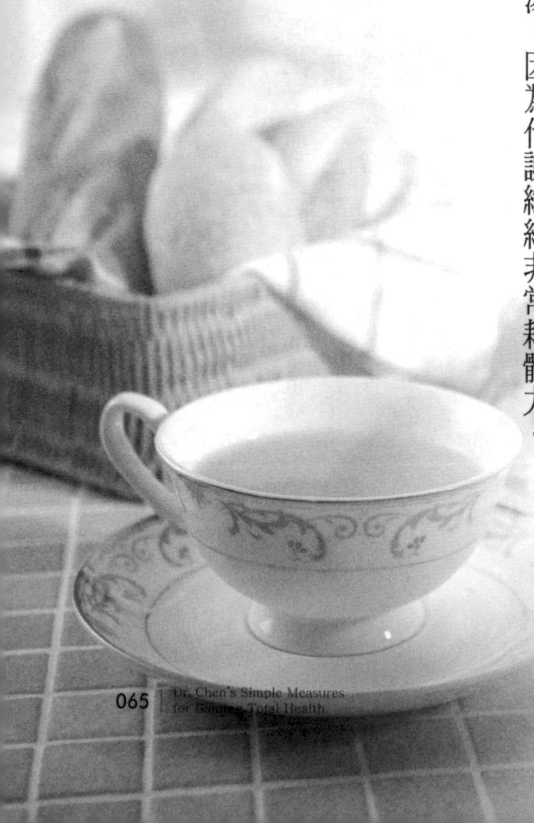

陳博士的食療法

我的食療法很簡單，是「人本主義」，只有四個步驟，而且都有科學與實踐依據。一是細嚼慢嚥；二是認識我們的腸胃道，並以感恩的心吃每一頓飯；三是多吃粗食；四是拒吃對身體有害的食物過敏原與黑心食物。這套食療法，沒有傳統中醫「寒冷熱燥」的複雜性，也沒有西醫對營養成分與卡路里的執著，能夠輕易掌握自己的飲食。我所提出的人本滋養主義，強調的是先要認識自己的口腔及腸胃道，瞭解什麼是好壞食材，這是掌握健康的重要基石。

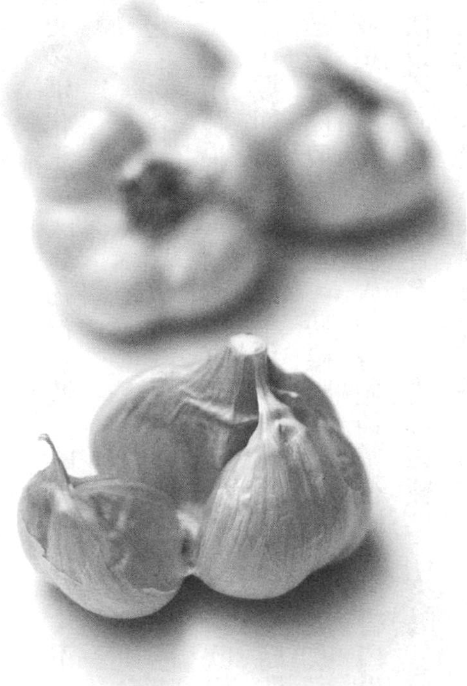

咀嚼帶來的好處

多咀嚼殺菌力強

食物的殺菌從口腔開始，唾液腺體分泌的黏蛋白、免疫球蛋白A等物質具有殺菌作用，因此狼吞虎嚥的吃東西，是一種不明智的舉動，而且還放棄了口腔殺菌防護的機制。

在自然界，動物受傷後往往會用舌頭舔傷口，讓唾液遍及創口，這麼做有兩種作用，一為殺菌，二為加速創口癒合。唾液所含的表皮生長因子，是一種能夠刺激表皮細胞加速生長的蛋白質，會對創口產生修復作用；唾液中的溶菌酶也能水解革蘭氏陽性菌的細胞壁，使細菌裂解，產生殺菌作用。

咀嚼也會刺激耳後顎骨上的腮腺，並釋放出一種荷爾蒙，該物質會誘導胸腺生產免疫T型細胞，提高免疫功能。唾液中的黏蛋白可中和胃酸，預防胃炎、胃潰瘍。

・咀嚼可解毒

唾液具有破壞黃麴毒素的作用，黃麴毒素是一種真菌毒素，會引起肝臟病變。日本一項研究顯示，將唾液與黃麴毒素一起放入試管中，不到一分鐘，絕大多數的毒素都會被破壞。每口食物細嚼慢嚥過一分鐘後，也會清除掉一些毒素，所以咀嚼食物時，每口食物務必細嚼慢嚥，特別是吃那些容易受黃麴菌污染的食物，像稻米、花生、玉米、芝麻與堅果類，以及發酵食品如豆腐乳、味噌、豆瓣醬。咀嚼愈久，對身體健康愈有幫助。

・咀嚼可減肥

曾有朋友找我諮詢如何減重，我告訴他，細嚼慢嚥是減肥的第一步。他照著我的話認真執行了一個月，果真瘦了一公斤多。不過，減重還牽涉到身心因素，如果無法持之以恆，還是有復胖的可能。

為了提高肥胖者的減肥功效，有時候我會請他們到不同種類的餐廳用餐，特別是「吃到飽」餐廳，記錄肥胖客人咀嚼食物的次數。我交代一定要坐在特別肥胖的食客對面，觀察他們的吃相，這種方法具有警惕效果，以修正自己「吃的態度」。

肥胖者常有慢性食物過敏情形，吃多了過敏原食物不僅無法滋養細胞，還會引起各種病痛，更麻煩的是會有持續吃下去、戒不掉的上癮感，所以減肥者務必要戒掉吃慢性食物過敏原的習慣。

我的學員中有幾位按照本書的方法自然減重，目前最高紀錄是三個月內減重十五公斤，其次是六個月減重十二公斤，成果顯著。

咀嚼要有方法

咀嚼要有方法，吃的速度太快，就是交感神經當家時刻。交感神經是一種求生時需要的自主神經，它會產生腎上腺激素，使得心跳加快、呼吸急促，讓血液集中到手腳，結果會讓原本要送到胃部協助消化的血液變少了，而引起消化不良、食物殘存在腸胃道，無法被器官及組織運用；相反地，細嚼慢嚥就是副交感神經當家，這時候心跳趨慢、呼吸平穩，血液會集中到胃腸協助消化，吸收率提高，食物不會殘存在腸胃道。

細嚼慢嚥的確有降低血液中壓力荷爾蒙濃度的作用，具有抗壓力功效，這也就是為什麼很多人會不自覺地藉由吃零食、吃大餐與嚼口香糖來發洩情緒。

我將細嚼慢嚥視為一種靜坐、冥想。當我們一再重複咀嚼時，自律神經會從交感神經的亢奮狀態，逐漸轉換成副交感神經的平和狀態，使人內心趨於平穩。

靜坐的基本原理是藉由專注（mindfulness）達到身心鬆弛效果，利用口念或心念咒文（mantras）放鬆，細嚼慢嚥也具有同樣效果。對於以食為天的中國人來說，更能深刻理解為什麼切菜、煮菜、燒飯、吃飯也是一種練功，不妨認真看待切菜、煮菜、細嚼慢嚥這些日常生活瑣事，讓身體自然放輕鬆。

相反地，不夠專注的情緒性吃法，長期下來會造成自律神經的不平衡；沒有意識的亂吃，變成損害身體的來源，像肥胖症、腸漏症就是在壓力之下攝取不良食物所引起的疾病。

細嚼慢嚥需要練習

有人問我食物到底要咀嚼多少次，才算細嚼慢嚥？咀嚼其實是練心性，能練多久就練多久，不需要制定標準、次數和時間長短。有病在身時，咀嚼次數一定比平日更為多次。以下提供五大簡易練習法。

一、**咀嚼次數**

方式：從每口五十、一百、兩百次開始練習起，將不同次數的感受記錄下來。

目的：感受一下咀嚼次數的多寡，對食物消化及個人身心是否有影響。

二、**咀嚼速度**

方式：從每分鐘六十、七十次的速度逐漸減低到三十次，記下身心的反應。

目的：嘗試一下咀嚼速度對身心的影響。咀嚼速度愈快，心愈無法安靜下來；咀嚼速度愈慢，愈有安定感。最終目的是，找出最適合自己的咀嚼速度。

三、咀嚼力道

方式：五口力道強，五口力道弱，記下身心的反應。

目的：找出咀嚼力道對自律神經的影響。比較一下強弱之間的差別，並找出最適合自己的力道。

四、每口食量

方式：五口大口，五口小口，記下身心的反應。

目的：每口食量對咀嚼及自律神經也會產生作用，太大口會讓我們無法安心咀嚼，還有可能嗆到，試著找出適合自己的食量。

五、每次咀嚼時的口水量

方式：嘗試一下放鬆及緊張咀嚼時所產生的口水量，記下滿口的反應。

目的：咀嚼與放鬆、緊張的程度有關，心情放鬆時口水量會比緊張時來得多，所以吃飯時一定要放輕鬆。

咀嚼時要一心一意，一邊咀嚼一邊吞嚥的吃法會減少多次咀嚼的機會，一定要等到食物完全咀嚼化解成液體以後再吞嚥。

細嚼慢嚥會有副作用

細嚼慢嚥對有些人來說會有副作用，需要謹慎處理。有汞齊或補銀粉者，特別是有三顆以上者需要特別注意，咀嚼產生的摩擦往往會提高口中汞蒸氣的釋放，而汞蒸氣是二十四時不停釋放的，如果累積到一定的量時，就很可能引起腦部、腎臟的病變及免疫力下降。

做過多顆牙齒根管治療的人也要注意，咀嚼次數過高時，牙齒中的細菌所產生的毒素會趁機進入血液，造成身體的不適，所以要妥善處理完根管治療的牙齒。如果有很嚴重的牙周病，也要先行醫治。

口漱叩齒可提高消化道的功能

「精、氣、神」是養生三寶，氣的表相是唾液，氣為無形，唾液則為氣的實相。體弱多病的人練了氣功之後，口腔會生津液，消化功能變好，腸胃脹氣也會消失。

傳統醫學中，有「口漱」和「叩齒」這兩種簡單的養生動作，口漱是空口反覆鼓動兩邊腮幫子，漱口後，鼓動口腔讓唾液充滿嘴巴後再吞嚥下去，這能夠幫助人們改善腸胃不佳的症狀。叩齒是上下牙齒輕輕相叩，可以按摩牙齒、分泌口水，提高消化功能。

多吃粗糧方能體會細嚼慢嚥

傳統粗糧纖維質含量豐富，所以咀嚼的次數一定要足夠，才能咬斷纖維質，將食物分解成小分子，被人體所吸收。

吃粗糧的人牙齒會長得特別漂亮，也不容易蛀牙，這是因為粗糧是沒有經過加工程序失掉養分的食物，一旦營養足夠，牙齒就發育完整，抵抗力也夠，足以抵抗細菌的孳生。

咀嚼粗糧時，附著在牙齒表面和牙齦上的食物殘渣，會隨著咀嚼所產生的唾液以及口腔、舌部肌肉的摩擦，掃到食道中，這樣殘渣就不會黏附在牙齒上，形成牙斑。咀嚼粗糧的同時，齒齦肌肉也得到了運動，可以增加口腔內的血液循環，增強肌肉組織的活力，促進顎骨發育。

目前國內兒童罹患齲齒已超過百分之七十，與少吃粗糧、多吃精緻食物有很大的關聯性，父母們與其帶孩子去看牙醫，還不如從吃粗糧做起。

健康放大鏡

任何燃燒都需要氧氣，食物消化也不例外。很多人吃完飯以後昏昏欲睡，這是因為吃進的食物超過身體的能量負荷時，唯一可以做的反應是關掉其他活動，集中力氣在消化系統，讓消化進行完全燃燒。由於沒有多餘能量供給身體進行其他功用，所以腦袋會變得昏昏沉沉。

大部分的人在咀嚼時都是邊吃邊吞，常是食道開，氣管不通，說穿了就是「摒氣而食」。從生理學及解剖學上而言，食道與氣管平行，同時運用一個「蓋子」來蓋住其中一個管道。吞食時，氣管就蓋著了，才不會嗆到；呼吸時，食道就蓋住了，這種輪替現象是生理作用。

當你練習細嚼慢嚥，並練到只有咀嚼而不吞食時，就會發現呼吸其實是暢通、有規律的。經常摒氣而食的人腦部往往容易缺氧，等到吃完東西讓身體睡著，呼吸才會放鬆，所以一邊咀嚼一邊吞的方式會讓人昏昏欲睡。要避免這種困擾，就要勤練咀嚼與呼吸。

咀嚼時，請放鬆呼吸，不要摒住氣，讓呼吸自然發生。當身心完全放鬆咀嚼時，口中所含的食物糜粥，會出現吞一小口、吸一口氣的交互現象，這樣每一小口食物都有足夠相對的氧氣供燃燒。

我曾經有過咀嚼到吞嚥與呼吸交互出現的體會，這次經驗讓我瞭解到什麼是食物氧氣燃燒的最佳狀態，好比靜坐時的入定。我們可以透過各種管道讓身心入定，不是只有靜坐而已，這也是我一直鼓勵徹底咀嚼作為食療基本法的原因之一。

第三章

怎麼吃
比吃什麼更重要

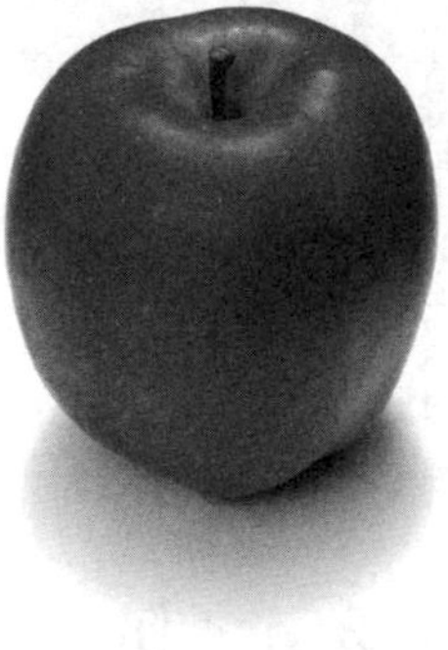

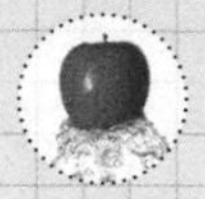

You are how you eat 不同於 You are what you eat

瞎吃更容易吃進垃圾食物

英文有一句經典的諺語「You are what you eat」，中文翻譯為「你吃什麼就像什麼」，我認為最貼近的說法應該是「你吃垃圾食物，就會像垃圾」。

You are what you eat 的說法不盡完整，因為少了 You are how you eat（你怎麼吃）。You are how you eat 探討的是有意識的吃，沒意識的吃只會讓人發胖或致病。**You are how you eat** 探討的也是吃的態度，是一種內在飲食鍛鍊，可以克服食物的陷阱。

到電影院看電影時，會不自覺地買一大盒爆米花吃，這是常見的食物陷阱。一項研究顯示，儘管觀眾已經用過晚餐才進電影院，若再給他們一大盒免費的爆米花，就算是口感不好的現做爆米花，觀眾還是照吃不誤，而且愈大盒吃得愈起勁。

大賣場常貼滿「每人限購X樣」和「X折優惠」這樣的宣傳標語，往往也吸引了許多消費者不自覺地掏出荷包想撿便宜，買了一堆垃圾食物回家，然後亂吃一通。

不專心吃飯也是一種食物陷阱，通常一邊看電視一邊吃飯，會讓你不自覺地多吃幾口；與好友在一起聚餐，也容易吃得過量；一邊吃飯一邊工作或是一邊開車一邊吃東西，也會讓人因吃得太快而消化不良。

如果你是依靠外在因素決定吃與不吃，或是依照情緒來吃，很容易就會吃進一堆垃圾食物。我認為吃東西與修行沒什麼兩樣，當你發現自己對於吃這件事竟然是如此盲目與麻木的時候，首先要做的就是檢討馬虎吃東西的態度。

不要再爭辯吃葷、吃素了

有些人很自豪的對旁人說自己是素食主義者，吃相卻是狼吞虎嚥，不利健康。有些吃素者會說，中東地區世代不停地交戰是吃肉的後果，但別忘了希特勒也是素食主義者；許多吃雜食的原始部落人，有時吃得滿嘴血淋淋，但根據研究，他們天生樂觀、待人和善。所以不要以吃素、吃葷來斷定一個人的內在性格。

現代人鼓吹吃素的理由包括吃葷是殺生、不環保、人的腸胃道適合吃素、植物蛋白不輸動物蛋白。事實上，從牙齒及胃的構造來看，人類是道地的雜食動物，其中葷食動物的牙齒特徵包括嘴中有咬碎、撕裂食物的虎牙，以及單一胃，不像牛單純吃草的複胃；也有草食動物的牙齒特徵則有切斷食物的刀狀門牙，以及能夠磨碎穀類、種子與堅果的強壯後臼齒。至於胃的構造，則有老虎的強烈胃酸及較短的腸道。在遠古時代，人類以打獵捕魚為生，更像肉食動物，再觀察偏向吃素的傳統部落居民，他們也仍然必須由昆蟲或蛋類之中，獲取維繫生命的營養素。

地球暖化日益嚴重，有更多的人提倡吃素，認為牛隻釋放的沼氣是導致溫室效應來源之一，其實主要的問題是牛吃錯了食物。牛是吃草的動物，飼養者卻給牛吃玉米這類穀物，造成牠們消化不良，產生甲皖沼氣，血液中阿摩尼亞的含量過高。結果有人發現飼料添加抗生素可以解決問題，但是牛的腸道益菌卻也因此被殺害，留下更會產生廢氣的害菌，更不用說有違反天性、餵牛吃同伴殘骸的情事發生。倘若讓牛隻回歸吃草，自然就不會有沼氣與狂牛症的問題發生了。

以尊重生態規劃的農場，不會有沼氣問題，還能夠提供我們充足的食物。生態農場飼養了不同種類的動物，牠們扮演不同的角色來照顧農場。穀類收成後，雞會吃掉剩下的穀粒，順便吃掉蟲隻，踏死小株雜草，隨地排放的雞糞就當成肥料，所生出的雞蛋很營養。羊吃雜草及帶刺的樹籬；豬喜歡翻土，在稻草堆肥間覓食，順便通氣，糞便會堆出肥沃的堆肥；牛吃草會改善貧瘠的牧草，以增加植物的多樣性。這些動物不用指令就會本能地盡到自己的天分，達成永續經營多樣化生態環境的目標。

在台灣，我一定盡量吃鴨間米。鴨子吃福壽螺，幫助農夫除蟲害，還會把雜草踏平，排放的鴨糞也成了最天然的肥料，等到稻米長大結穗，正是鴨子長大提供最好肉質的時刻；在這個小型的生態環境裡，包括我在內，每一種動、植物都是獲利者。蟲害多、病害多的慣性農畜業，我認為才是迫害環境的大敵。至於殺生問題，有些吃素者認為植物沒有知覺，可是研究發現，植物不但有知覺還會辨識真假。如果嚇唬一棵植物要殺死它，植物身體的微電流不會有所改變；但真的要殺死它或殺死旁邊的植物時，植物體內的微電流會有所感應，還會做出顏色、形狀、改變養分等的改變，所以植物跟動物一樣是有知覺的。

動物蛋白會帶來少量脂溶性維生素與肉鹼等營養素，植物蛋白則無法提供。站在營養學角度來看，植物蛋白比動物蛋白遜色不少，大豆的蛋白胺基酸雖然完整，卻沒有足夠的甲硫胺酸，而它可是非常重要的排毒劑及甲基提供者。另外，大豆是一部分過敏者的慢性食物過敏原，並且含有較高的植物雌性荷爾蒙，有可能會影響小男孩的發育。大豆還含有變性蛋白，這是一種抑制甲狀腺的物質，非常不利健康。除此之外，黃豆是經濟作物，南美洲國家為了大量生產，不斷砍伐森林種植，結果破壞了大自然的生態，最後危害到人類。

感恩糧食滋養生命

養成良好進餐習慣

飯前祈禱或祈福是許多宗教常有的習俗，這對營造感恩的態度有很大的幫助，也和我提倡的「有意識的進食」不謀而合；「有意識的進食」是進食者懷著感恩之心，享用上天所提供的糧食，所要強調的是「一心不二用，專心咀嚼」的態度。

對食物多一分尊重，就是對自己多一分自愛，並珍惜宇宙間所有的一切。

大腦主宰一切消化過程，一旦大腦被情緒所控制時，消化腺的分泌受到限制，食慾就會消失。

・吃飯前

吃飯前不宜過度用腦或是生氣、熱烈爭辯，否則會擾亂大腦情緒，造成交感神經系統興奮，抑制腸胃蠕動，減少消化液的分泌。吃飯前，可先補足水分，以利消化液的分泌。

・吃飯時

要定時、定量、細嚼慢嚥。華佗《食論》說：「食物有三化。火化，煮爛也；口化，細嚼也；腹化，入胃自化也。」從三化的作用中，可以看出細嚼慢嚥的重要，嚼得愈徹底，對胃的消化愈有幫助。

吃飯時不要一心二用，別大聲說話，盡量不要看電視、書報，更不要看會強烈影響情緒的電視節目，一定要營造有利消化吸收的氣氛。坐下來安心吃飯，不要讓小孩們跑來跑去，避免刺激腎上腺素的分泌，造成消化和吸收不良。

・吃完飯後

稍稍休息一下或散個步有助腸胃蠕動，促進消化和吸收，並減短廢棄物積存在大腸的時間。

・定期斷食

斷食的療癒力很強，對身體健康很有幫助。斷食不僅能清除身體毒素，也淨化靈魂。蔬菜汁斷食是一種緩和斷食法，喝新鮮榨取的無粕蔬菜汁，可以喝到淨化的能量。純水斷食比較激進，實行者必須遵行若干規則。

第四章

滋養核心在口腔

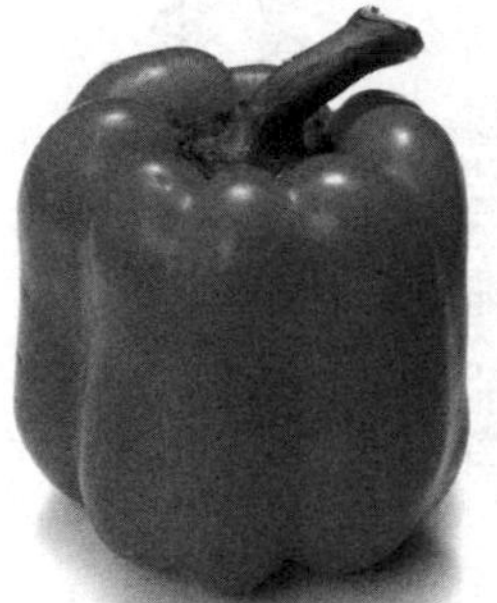

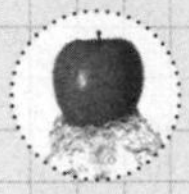

認識自己的口腔

口腔是身體器官的第一關

我倡導的「養生三環」理念，是從滋養開始，再到排毒淨化及重生。

有一些人問我，為什麼是從滋養到淨化，再到重生？而不是先將體內毒素排掉，再進行滋養、重生。

我要說明的是淨化就是排毒，排毒時身體需要能量，如果身體細胞被毒素耗損，虛弱到連保護自我的能量都不足，要如何進行正常的新陳代謝？更遑論排除身體的毒素。懂得滋養，身體自然會獲得均衡營養，疾病也會遠離。因此，我們要特別注意吃進去的食物，加上定期進行排毒淨化，身體才會健康。說得更貼切一些，滋養要談的重點就是怎麼吃和怎麼消化吸收。

口腔是身體的第一道關卡，牙齒的作用是在切斷及磨碎食物，舌頭為攪拌食物碎片，唾液腺則是分泌唾液，以幫助食物的分解與殺菌；唾液中含有消化酶，能夠分解澱粉，並含有殺菌物質，保持口腔衛生。

假如你的唾液變少，口腔又經常覺得乾燥，就要檢查自己的飲水習慣，一旦飲水不足時，補充水分的頻率就要增加，但每次喝水適量即可，作用在保持口腔的濕潤。

另外，不妨拿面鏡子照照自己的補牙，是否有許多金屬反射的補牙填充物？多種不同的金屬牙材會造成電池效應，出現生理不適，常見的症狀就是口乾舌燥。若有重金屬牙材問題，需替換不會造成電池效應的牙材，譬如樹脂、陶磁、二氧化鋯的牙材。

牙齒的作用比想像中大

一般人對牙齒的認知，是一種切斷、磨碎食物的工具，事實上，牙齒的功能不只磨碎食物而已，它還是人體器官。

上、下顎骨的每顆牙齒都是骨頭的延伸，顳顎關節是耳朵前方的下顎骨連結頭顱的關節，正常將嘴巴張得大大時，我們聽不到「喀喀」的聲音，如果有聲音，顳顎關節可能出了問題。全身所有關節就屬顳顎關節最為複雜，它與六十八對肌肉相連結，影響所及相當廣，顏面、頸部與口腔之外，還會影響到肩膀及本體反應，包括不容易察覺的身體平衡及官能作用。

牙齒咬合功能攸關我們的消化系統，咬合不良會導致消化不良或偏食，像牙齒較少的老年人常因咬合出現問題，養成了吃軟不吃硬及咀嚼次數較少的習慣，長期下來，容易消化不良。

如果不是牙齦出血、齒槽骨痠痛，一般人很容易忽略對它們的保養。牙齦出血與發炎有關，主要原因是牙周病引起，當革蘭氏陰性菌、核粒梭形桿菌、中間型產黑色素類桿菌、螺旋體等細菌聚集，日積月累，會侵入牙周組織，造成發炎現象。另外，細菌本身及所分泌的毒素，會刺激牙齦組織形成破壞性免疫反應，造成牙齦、牙周韌帶和齒槽骨的崩解破壞。

若補的是金屬牙材或化學聚合物填充劑，許多人會有牙齦過敏、紅腫潰爛出血、退化萎縮的情形。

齒槽骨在牙根部位，若有拔過牙，牙床沒有長回來，齒槽骨就會形成空穴，經常變成藏污納垢的窩洞，造成發炎。

口腔、鼻腔、耳室與喉嚨相通，常會有交叉感染情況，當有鼻腔、耳朵感染時，也會造成牙齒痠痛及免疫力低落的情形。

為何病從口入，禍從口出？

身心健康從嘴巴開始

從西醫角度來看，病從口入有兩種意涵，一是病菌會從嘴巴侵入，帶來疾病；二是飲食習慣不良會造成疾病。

吃錯了不但會生病，還會影響我們的心智，一旦頭腦的決斷能力受損，說錯話的機率也大為提高，容易惹禍上身。即使吃對了，吃的方法、態度不對，或是消化不良，心智的洞察力還是不足，容易流於膚淺的表面功夫。

「病從口入，禍從口出」是一句很有意涵的成語，說明了口腔不僅是重要的飲食器官，還是溝通利器，同時也是表達內心情感與思想的門戶，但是誤用了就會病禍上身。

我以多年的臨床經驗來看，投資在口腔管理的健康報酬率很高，而很多人花了大筆費用在全身健康管理上，效果卻不彰，我認為先從上游的口腔著手來改善健康，才是正確健康管理的方法。

吃錯了病從口入

每一口食物都必須要有意識的吃，說得容易，做起來還真不簡單，因為我們所處的環境之中，充滿了太多食物陷阱。

早期或貧窮落後地區的居民，常因飲用污水而致病，這是礙於環境不便利的無奈。但是，現代人喝了太多含有化學添加物的可樂、果汁、咖啡，卻是一種自我選擇的慢性自殺行為。以往的農耕並沒有使用化學肥料和農藥，居民吃的是自然農法栽種的有機食物。現代人物產豐富，卻是倚賴化肥和農藥栽種而來，尤其是大規模的農耕，更需要大量使用農藥，如此不僅污染土壤及周遭環境，還經由食物鏈污染了人體。美國有一項實驗報告顯示，長期食用化肥和農藥栽種的食物，血中的農藥濃度高到可以偵測得到，只要改吃有機食物後，血中的農藥濃度就會逐漸降低。

大規模的農耕都是種植單一作物，比如說專種青花椰菜、櫻桃的農地，皆是採不休耕或輪耕的方式，造成土壤貧瘠。添加氮、磷、鉀等化學肥料的農作物外表看似健康，其實缺乏了人體必需的微量礦物質。

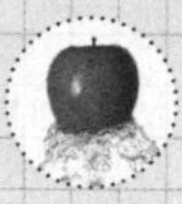

內在情緒的延伸

細微表情透露身心狀態

口腔佈滿許多血管、神經、淋巴和腺液的分泌管，是十分敏感的區域，一旦有任何變化都代表了口腔系統或全身出現問題，更深一層的象徵意義則是情緒與想法出現了問題。

牙齒：是口腔中最重要的成員，中醫有「齒是骨之餘」之說，西方則有齒是精神能量的比喻。

舌頭和柔軟的細胞組織：中醫有舌頭是「心的開竅」之說，西方則有舌是心智能量的比喻。

唾液和其他液體：中醫有「唾液是氣」之說，西方則有唾液是情緒量能的比喻。

口腔的細部組織皆有象徵意義：喉嚨的肌肉常因恐懼、緊張出現僵硬；突出的上顎代表傲慢不遜的個性，或自視甚高的表現；下顎肌肉則是憤怒情緒的延伸，會因無法盡情哭泣或忍住不哭而出現緊繃；下巴下縮時，說明悲傷、生氣的情緒被壓抑住了；嘴唇緊抿意味著過度自我控制，或沉溺於思考。

賭氣時，嘴巴會前凸，嘴唇會翹起；微笑時，嘴角上揚；哈哈大笑，會讓喜悅感染周遭的人；冷笑時，嘴唇歪一邊，其實心裡有幾分內藏的傲氣；皮笑肉不笑，心裡在打鬼主意；鬱卒時，嘴角是下垂，而非上揚。對著鏡子看一看，你的嘴角往那邊呢？你的快不快樂、幸不幸福就寫在臉上。

口腔有膿瘡代表生悶氣、感情受到傷害，或是過度興奮、惱怒，如果再任性妄為下去，就會影響心智能量，更可能造成發炎聚膿。長膿的部位又與臟器經絡有關，代表該部位出現毛病。若為犬齒部位，表示在生悶氣或心情很抑鬱。

我們所有表情及動作都與健康有密切關係，一旦無法完整表達，或有太多壓力、緊張情緒，代表該部位有受阻狀況，長期累積下來，很容易形成病變。

口腔看得見健康問題

牙齒的相對大小、排列的整齊程度也都具有意義。例如二齒的特大門牙，代表腎上腺過旺，或是腎虛過度的補償作用。我的虎牙比較大，表示小時候的肝膽過旺，或胎兒時期母體毒素過高。虎牙相對應的器官是肝膽經脈，由於有很多工作要做，相對地會得到較多發展能量，所以會特別大顆及明顯。

舉重選手的後臼齒往往比一般人大又強，這是因為要承擔重量的關係，而這種人也比較能夠承擔生活壓力，牙齒愈是細小，則愈是無法承受太多壓力。

中醫認為齒屬骨，是腎脈系統，分寸大亂時，腎上腺素會跟著上下起伏，情緒當然也隨之起舞。

牙齒排列整齊的程度和母親懷孕時的心情有相對關係，如果母親懷胎時，心情七上八下，孩子的牙齒排列也不會太整齊。

舌頭是幫助牙齒咀嚼的攪拌器，咀嚼、攪拌愈久，消化和吸收的效率就愈高，其中還包括想法和意念。

舌頭是心的開竅，會反射出心理問題。有一次我去一家超市買東西，看到收銀員一臉病態，而且舌頭外吐，似乎對於眼前的工作感到十分無奈，交談之後發現果真如此。

喉嚨是吞嚥食物的部位，常與拒絕或不願意接納某些事實有關。在吞嚥時若有喉嚨卡住的感覺，可能是吃下了不願意吃的東西。即使喝的水量很少，我們常常可以吞嚥下一把健康食品，這是因為身體有需要養分的直覺反應，怎麼樣都吞得下去。如果是身體不需要的養分，再怎麼細小，還是會卡住。

扁桃腺是進入淋巴系統的門戶，過濾從口腔進入的細菌、病毒。同樣地，我們說話時也要過濾，不能毫無忌憚地大放厥詞、扭曲事實，小心造成和扁桃腺發炎一樣的難受。相反地，噤不出聲，也會造成扁桃腺退化。

陳博士的口腔養生法

1至專業牙醫診所進行「數位全口X光片」的健檢，參照「牙齒與經絡圖」，評估健康狀況。
2有汞齊補牙者，建議到有專業設備的牙醫診所進行專業諮詢和汞齊移除。有做過牙齒根管治療者，請多方評估後再做決定是否需要移除。用黏土牙膏刷牙可以幫助清除殘留的汞。
3每天進行口漱與叩齒的簡易保健。
4餐後刷牙漱口，若外出時沒有帶牙刷或漱口水，可使用無糖綠茶漱口，綠茶有防止蛀牙的功效。每天早、晚刷牙後，洗乾淨食指，用食指上下輕搓牙齦，可促進血液循環。
5葵花籽油、芝麻油與椰子油具有排毒作用。早上起床第一件事，就是用葵花籽油或芝麻油漱口，持續五分鐘不要吞嚥下去，等到油起了泡泡的狀態，再把油吐出，接著用清水或草本漱口水清洗整嘴三至五次以上，直到嘴巴感到清爽為止。睡覺前，刷牙後，喝一小口椰子油，慢慢漱遍整口，再將剩餘的椰子油吞嚥下去。椰子油有抗黴菌、抗病毒功用，可以防止細附著在牙齒上。
6常刮舌苔，以牙刷輕刷舌頭或用刮舌器清除舌苔。

健康放大鏡

內心有很多想法、意念，卻無從表達起，這是對口腔與喉嚨部位不利的能量。有些人善於言詞表達，但為了某些利害關係常會噤不作聲，硬是將話給吞下去，同樣是一種不順暢的能量。

整合醫學講求的是身心靈整體治療，整合牙醫亦是如此，有口腔病變時，一樣會毒害我們的心靈。

一個人說話要中肯、謙遜，少說他人的不是，多說別人的優點，對人多鼓勵，少責罵，不要思慮過度、鑽牛角尖，禍從口出的機會就會減少。

心思正，起心動念就善良，才能說好話，做有益的事，實現理想，讓美夢成真。

「身體健康一半靠嘴巴」包含了牙齒的徹底整治、飲食內容與習慣的改變、言語的表達，因此我勉勵大家好好照顧口腔，以及自己的身心靈。

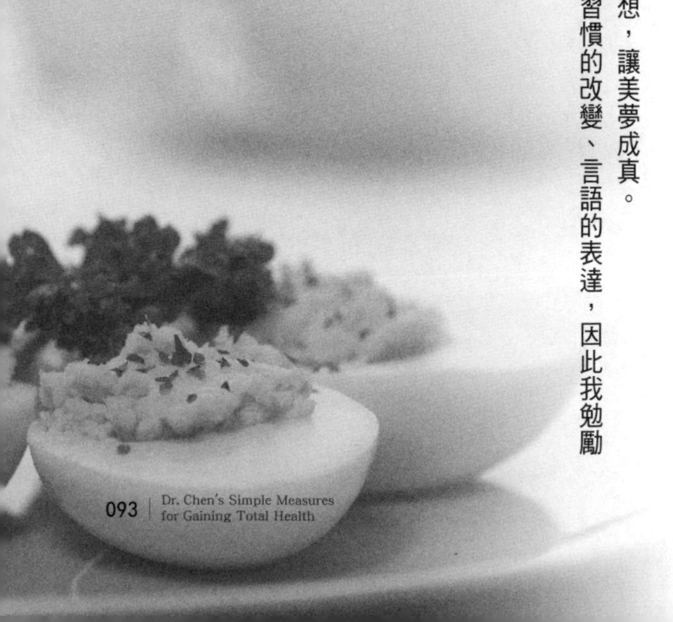

第五章

腸胃道
是人體的第二腦

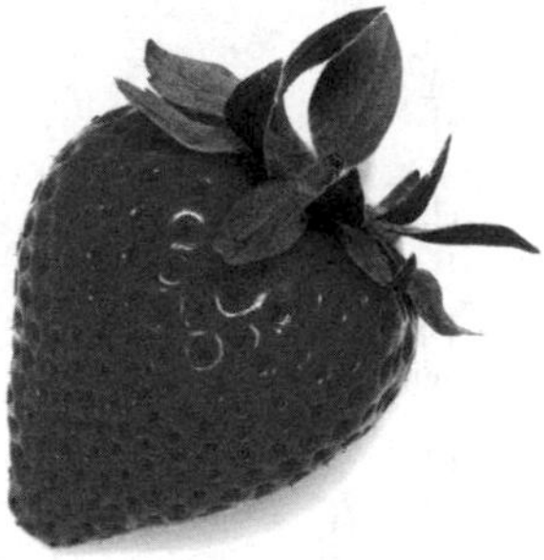

腸胃道有神經與免疫系統

腸胃道是「第二腦」

腸胃道具有消化及吸收功能，是抵擋病毒、細菌入侵的第一道防線。為了自我保護，消化道有黏膜，隨時防備異物的入侵。

腸胃道的防衛作用，不只限於表皮組織與免疫細胞，寄生在腸道表面的益生菌也會分泌消化酵素，進行生物性的食物分解。另外益生菌也會製造Ｂ群維生素與維生素Ｋ，對人體健康來說很重要。

哥倫比亞大學解剖學暨細胞生物學系的系主任麥可．葛松醫生（Michael Gershon），在《第二腦》（The Second Brain）一書中，提出了腸胃道是另外一個神經中樞的論述，他認為腸胃道有智慧，還有感受力（gut feeling），堪稱「第二腦」。

一九一七年，德國科學家保羅．淳德蘭博格（Paul Trendelenburg）就提出了腸道具有神經細胞的論點。現今我們知道腸胃道約有一百萬個神經細胞，比脊椎的神經細胞數量還多，不需要大腦中樞的指示就可以自行運作，甚至會與肝臟、膽囊、胰臟等消化器官連線，並有統御器官的指揮權。

爾後陸續有人展開研究，大部分的學者認為腸胃道的神經中樞是自律或自主神經系統，但仍然有些學者認為腸胃道的自主神經系統有別於交感及副交感神經，應該自成一格。姑且不論這些研究方向的對與錯，整條食道，從口腔、胃、小腸、大腸到肛門，都藏有大量神經細胞，絕對不亞於藏在脊椎裡的神經細胞數量是一項事實，腸胃道可說是非常有感受力的器官系統。

英文將這種感受力稱為「gut feeling」，用直譯法，就是「腸道感覺」，腸道怎麼可能有這種深層的感覺呢？

你的腸子有 gut feeling

對於吃進去的食物，以及吃東西的方式，整條腸胃道的神經細胞、免疫細胞皆會迅速做出反應。腸胃道的神經細胞無須大腦中樞的指示，可以自行運作，但它們與大腦之間還是會做訊息的交換，所以 gut feeling 不只是一種直覺，更是腸胃道的神經細胞與大腦互動後所產生的反應。

腸胃道的神經系統屬於自律神經中樞，分為交感與副交感神經兩株，食物的消化、吸收由副交感神經主宰，交感神經亢奮時，也會影響副交感神經主宰的消化與吸收功能。

面對壓力和焦躁，大腦會將訊息傳到腸胃道，胃會產生一種所謂翩翩起舞（butterflies）的感受力，有可能是來自過度喜悅的感受，也有可能是持續受到壓力擠壓的難受，這種兩極化的反應會儲存在大腦情緒區的記憶檔中，代表我們的腸胃道可以獨立運作，也可以與大腦相互連線。

有些精神科醫生開立的藥物會對腸胃道有副作用或治療效果，比如百憂解（Prozac）會增加腦的血清素並平穩情緒，但也會造成肚子痙攣與腹瀉。

比利時的一項研究發現，Imitrex可治偏頭痛，也能治好腸胃道問題。羅腸欣（Lotronex）是抗焦慮藥，也使用於治療大腸急躁症。

仔細觀察，恐慌症、憂鬱症與大腸急躁症的症狀有相近處，都有便秘及腹瀉症狀，若便秘與腹瀉症狀交錯出現或頻率頻繁時，大腸急躁的情形也會跟著嚴重。

腸胃道疾病可用精神病藥治療的事實顯示，焦慮、快速的生活方式可是把我們的「第二腦」給逼瘋了。

腸胃道和大腦一樣擁有強烈感受力，一定要好好對待它，一旦腸道消化、吸收好，變得更有感受力，頭腦的直覺反應也會較為靈敏。

吃的方法、態度，會影響人體的本能與直覺。由於腸道的腸識感很高，所以我特別強調要有「吃的腸識與膽量」。

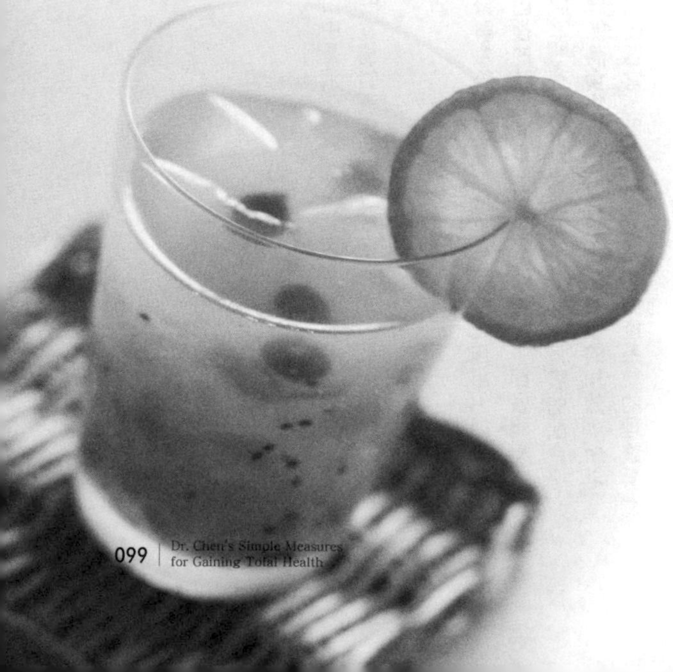

腸胃道的消化構造

消化步驟	主控部位	功能	說明
吃	嘴巴、心智	讓食物和養分進入身體。	將食物放入口中是消化的第一道過程。吃是相當自動的行為，要吃什麼食物的選擇則是靠生活方式、個人價值及文化風俗決定。
消化	嘴巴、胃、小腸、胰臟、脾臟、肝臟、膽	將食物分解成小分子和基本營養素，供細胞使用。	胃與小腸是分解食物的主要部位，具有消化作用。如果食物停留在嘴巴裡的時間充足，可以分解澱粉，節省腸胃消化工作的時間。而適當的消化需要胰臟、肝臟及膽的配合；中醫認為，脾能將食物氣化，有轉化營養素的功效，所以將它歸類在消化器官，與西醫認為脾是免疫系統的理論有所不同。
吸收	嘴巴、胃、小腸、大腸	把營養素帶進血液。	當食物分解成可以被吸收的營養素時，就由腸道進入血液，再由門靜脈進入肝臟過濾使用，最後經由血液進入人體細胞中。
同化	細胞	營養素進入細胞，供應能量與儲藏使用。	是燃料與營養素進入細胞的過程。

排泄

大腸、腎、皮膚、肺、淋巴

將食物殘渣與代謝廢棄物排出體外。

透過大腸、腎、皮膚、肺、淋巴等排泄器官組織，將多餘的養分與廢棄物排除的步驟。

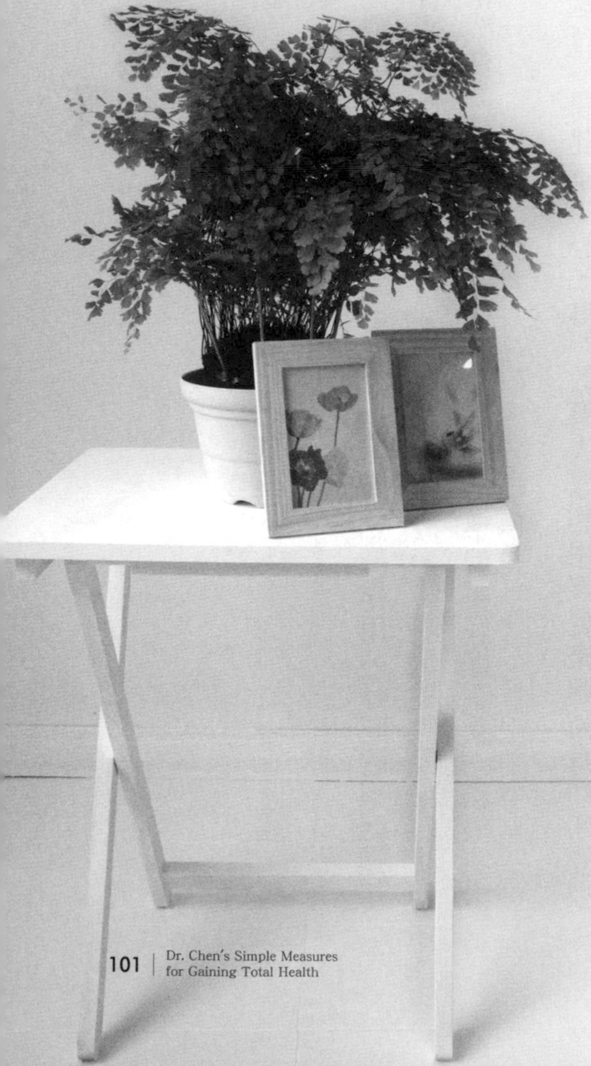

直覺飲食是自然反應吃法

除了腦部活動外，生活方式、個人價值觀及文化風俗都會決定個別的心智意識，這就是每個人對食物選擇不一樣的原因。

對於食物，我們會特別重視色、香、味，這是一種心智意識作用。好吃的東西還未入口之前，它的色、香會造成身體的期待，口水流出、眼睛放大、嗅覺變敏銳、心跳變快、血液流量加速、消化液會盈盈溢出，代表全身細胞已經準備要好好享受一頓美味大餐了。

位於法國的巴黎郊區有一間健康中心，專門教導大家利用嗅覺來判斷身體所需要的食物。該中心創立人是蓋克勞第・伯格（Guy-Claude Burger），他是一位物理學家，二十六歲時他罹患了喉癌在家休養，回歸自然生活之後，他發現嗅覺和味覺的重要性，他認為只要利用這個與生俱來的本能，就能夠找到適合自己體質的食物，而他也運用這項本能將自己的喉癌治好了。

「伯格飲食法」一點也不難，吃飯時將各種自然食物擺在桌上，按照順序，一次拿一樣食物，湊近鼻子聞一聞，或用小刀劃開蔬果皮，讓食物的味道自然散發出來。

首先要挑選的是讓口水流得最多的食物，盡情地吃，直到味覺改變了，再也吃不下為止，再挑選另外一樣會讓口水四溢的食物。如果沒有一樣食物能讓口水流出，有可能是身體需要其他的食物，或意味著消化系統需要休息，不必要勉強自己進食。

由這個經驗來看，原來最棒的營養學家不是擁有證照的營養師，而是我們的鼻子和舌頭。這種直覺式飲食法就是身體的一種自然反應，我認為應該要多多提倡。

我也曾經靠直覺飲食法，排除掉體內不同的毒素；有兩次在吃素的期間，我很本能的吃了幾口雞肉，沒多久後整個人神采奕奕。還有一次受了風寒，快要感冒時，吃下薑片與青花椰菜的莖，不久感冒就遠離了。多注意自己的身心，就會感受到自己需要的食物，而不只是口腹之慾。

發展直覺飲食有三個理由：一是每個人的身體都是獨一無二的，要靠自己多用心體會；二是外在的我常與本性的我相背離，所以不知該吃什麼，因此要開發自己的靈性；三是食物就是能量，當你對自己的身體狀況更為敏感時，就更能體會到食物對身體所造成的影響。

享受樂活的慢食文化

二十世紀流行的速食文化（Fast Food）改變了世人的飲食習慣，速食可以提供快速服務，節省很多烹調食物的時間；但相對的，長期食用速食所形成的營養失衡，會讓腸道處於不安定狀態，而像是食道逆流、消化不良、胃痙攣、腸漏症、便秘都是常見的腸胃道毛病。

看起來便宜、方便的速食是一種只求快速、便利的飲食文化，自然無法享受到美食的樂趣，更遑論營養均衡的攝取。

一九八六年，歐洲權威美食作家佩屈尼（Carlo Petrini）成立慢食協會，最初所提倡的慢食運動（Slow Food），希望喚起人們享受食物的本能，後來發現在現代科技的助長下，享受食物的原味竟然是一件困難的事，進而提倡自然農業，希望大家摒棄使用以農藥、化學肥料催生的植物、用荷爾蒙催熟的動物，以及經過化學處理的加工食物。

這個觀念散播到很多地方之後，慢慢形成了一股飲食的新勢力。在亞洲，慢食已經滲透到各個角落，尤其是日本，慢食已經變成一種時尚風格，並發展出慢食餐廳。二〇〇六年，台灣正式成立了分會，希望能夠改變西方速食文化帶來的不當飲食習慣。

在東京，有一位名為南清貴的整脊師就是慢食生活實踐者。五十多歲的南清貴擁有整脊師執照，後來轉行開餐廳，推廣以蔬菜、穀物、豆類為中心的自然料理。他之所以走上這條路，源自近三十年來的整脊經歷。他在學習整脊技術時，發現每個病人的症狀雖有不同，但追根究柢之下，最早出現的症狀都與消化及內分泌系統有關，導致脊骨失去平衡，引發內臟問題，因此他認為身體健康與吃進去的食物有絕對關聯性。

依照遺傳基因來論，日本人是徹頭徹尾的慢食主義者。傳統日式早餐是白飯、味噌湯，搭配烤魚，與美國的速食文化截然不同，而南清貴要做的就是喚起日本人的飲食意識，回復原本的飲食生活形態。

慢活運動不只局限吃的領域，也已擴張到不同的生活層面，甚至延伸到教育。

腸胃道藏有大量免疫細胞

整條腸胃道，從嘴巴到肛門，也都藏有大量淋巴結與免疫細胞，功用是清除微生物感染源與食物過敏原。最新研究顯示，有高達百分之七十的免疫細胞寄生在腸胃道中的派爾氏板淋巴結（Mucosa-Associated Lymphatic Tissue, MALT）中。

功能性醫學對於派爾氏板淋巴細胞的描述多在抗過敏原，其實它還具有強大的抗癌性。

約莫一九九六年，我在美國另類醫學辦公室做研究時，有一位澳洲籍的天才醫生山姆．巧巧瓦（Samuel Chouchoua）親自教導我，如何用派爾氏板的淋巴細胞，殲滅隨附在癌細胞的感染源，消滅感染源後，癌細胞也會跟著凋零。

派爾氏板淋巴細胞的最大作用是抗癌作用，抗過敏不過是一小部分作用，如果少吃過敏原與感染源食物，抵抗力自然會提高。

巧巧瓦醫師倡導的癌症療法為「引導消癌法」（Remission Induction Therapy），這是他為了要挽救罹患多發性骨髓癌的醫師父親所創立的治癌法。他的父親罹患癌症時，他還是一名青少年，但聰明過人的他已在彼德·麥卡倫（Peter McCallum）癌症中心努力進行研究，他十八歲從醫學院畢業，十九歲就在著名的醫學論壇場合發表癌症療法；可惜的是，他的引導消癌法未能及時應用在父親身上。

「引導消癌法」已經被使用了二十五年，目前在北美洲、加勒比海部分國家、巴哈馬、中南美洲的墨西哥、瓜地馬拉、阿根廷、德國等地都廣為使用這種治療方法。

巧巧瓦醫師對於癌症細胞的看法與眾不同，他思索到即使已是末期癌症的狀況，為何有些器官依然不會受到癌細胞的侵襲？像小腸就很不容易受到癌細胞的擴散，更鮮少發展出主要的癌病，他認為小腸或許具有特殊免疫抵抗力，可免於癌細胞擴散。

他發現小腸受到派爾氏板的保護，派爾氏板是一種淋巴結，具有特殊免疫抵抗力，而且免疫力僅局限在小腸，不會進入循環系統，小腸受到派爾氏板的保護，因此可免於癌細胞擴散。

為證明派爾氏板受刺激後會產生抗癌力，巧巧瓦設計一項實驗，由派爾氏板提取淋巴細胞，再與脾臟和其他器官分離的淋巴細胞做比對。

該項實驗計畫很簡單也很合理，小腸每天都要面臨持續吃進體內的食物及無數抗原，為了處理這些狀況，免疫機制必須要很靈敏，才能快速又有效率地完成任務，而其他器官與血液中的淋巴細胞並不需要負擔這種挑戰，反應會比較遲緩一些。

就以肺部淋巴細胞來比較，每天面對持續進入體的異物挑戰也不少，反應勢必要很敏銳，但仍然難免被癌細胞所蹂躪，由這個論點來推論，小腸派爾氏板淋巴細胞的反應絕對是非常迅速，不容許異物越雷池一步。

執行這項實驗時，對照實驗組顯示，未曾與癌細胞浸泡過的派爾氏板淋巴細胞與脾臟細胞，沒有殺死癌細胞的能力，但從患有腫瘤的動物之中獲取的派爾氏板淋巴細胞，一個細胞就能殺死四百個癌細胞，而且活性很高。

「七分養，三分治」的養生智慧

明朝劉太醫食療寶典

東方也有整治腸胃道的好方法。我在美國念書及做研究的二十餘年間，東方智慧的相關資料並不多見，自從回到台灣定居後，有機會接觸到更多東方智慧的奧妙，像明朝劉太醫以囚犯所做的人體實驗，就十分吸引我，而肯花時間去研究。

劉太醫的食療法是歷經六十六年、七位皇帝的統治，再加上數千位犯人、三百多名醫官的投入，經過龐雜的實驗資料統計歸納，匯集出「七分養，三分治」的醫病原則，這種治病模式很有智慧。

在《劉太醫養生寶典》一書中，有論述提升胃氣的方法，我認為這是中醫治療絕症的營養學基礎。劉太醫發現任一疾病都會讓患者沒有食慾，病人一旦沒有食慾，根本無法施行食療，因此要先提升胃氣，讓胃具有足夠能量進行消化，以利小腸吸收，進而提供身體足夠的營養。

劉太醫發現了「北山渣果」與「廣木香」是恢復病人食慾的基本配方。北山楂果的作用是消食開胃，廣木香是一種行氣開胃草藥，有刺激下視丘興奮，保持平穩與持久之效。廣木香是劉太醫所發現唯一可以醒腦開胃的中藥，這是非常重要的發現，從腦部改變食慾是一種從上游治療的治本之道，吃酵素的作法則是下游的治標法。

劉太醫還發現有些病人亦需要搭配其他的藥草，但他的後代不願公開分享，所以我採用中西合璧的消化道保健法，建議病患可以服用高劑量的酵素膠囊與甜菜鹼錠，一樣可以增強消化能力，恢復食慾。如果體內壞菌過多，可服用大蒜精與肉桂複方保健食品來殺死壞菌；服用益生菌與果寡糖，則有維護腸道作用；如果有腸漏症，可服用腸粉及能分泌黏液的特別草藥，如榆百皮來修復腸道。

就是要清除汞齊

近年來，我有機會幫助一些自閉兒慢慢回復健康，在治療過程中，我看到了汞對腸道酵素及蛋白質活性的直接影響。幾乎所有的自閉兒都有腸道不良問題，從他們的頭髮中也檢測出汞與鉛交互作用的毒性。

汞對二肽酵素（dipeptidyl peptidase IV, DPPIV）有強烈的抑制作用，而該酵素與徹底消化分解牛乳蛋白（casein）和麥膠蛋白（gluten）具有很大關聯。

從科學研究中發現，超過百分之九十的自閉症與精神分裂症病人的血液及尿液中，β-牛乳嗎啡肽7（casomorphin-7）的濃度高於常人，該物有如同嗎啡的刺激作用，是牛乳蛋白分解過程的胜肽產物。而這類病人在不吃乳製品後，病情就會獲得改善。

另一方面，這類病人通常體內會有高汞濃度情形，倘若再加上排汞治療，病情改善的效果更加顯著。此外，二肽酵素在分解牛乳蛋白中的牛乳嗎啡肽及麥膠蛋白的麥膠嗎啡肽（gliomorphin），會造成二肽酵素的自我破壞，從而抑制此兩種多肽的分解，造成牛乳嗎啡肽及麥膠嗎啡肽濃度的高升。

當我得知上項科學研究後，對汞毒的研究範疇又多了一層理解。口腔內有汞齊補牙者，咀嚼時口中會磨散出很多汞齊小顆粒，然後隨著食物進入腸道，這些汞毒會傷害二肽酵素，造成牛乳嗎啡肽及麥膠嗎啡肽濃度升高，使人上癮。像我以前非常喜歡吃麵包，有時候一餐還會吃到一整條，其實是對麥膠嗎啡肽上癮，原因則是當時我的嘴中有七顆汞齊。

除了汞齊外，另一個讓我上癮的原因是麵粉中的麩質含有麥膠蛋白，有些人對麩質和麥膠蛋白過敏，身體因而產生抗體中和抗原，當兩者的量達到形成大分子的複合體，會造成許多不良症狀，繼續多吃含抗原的麵包，反而會稀釋抗體，緩解這些症狀。

另外，人體的麩胺醯胺酶與麩質所含的麩胺醯胺一旦結合後，會產生一種新的抗原反應，容易造成過敏發炎、腹瀉現象。所以，我常說麵包也是一種會讓人逐漸上癮的有毒食物。

有位深受其害的醫師詹姆斯・布洛立（James Braly）與另一位有乳糜瀉疾病的作者共同寫了一本書叫《危險的穀類》（Dangerous Grains），整本書就是在詳述小麥及小麥製品的危險性。

汞齊會影響腸胃道的消化系統，所以我堅持嘴中有汞齊者一定要清除，不然會助長食物過敏原的氣焰，一輩子都會受到戕害。

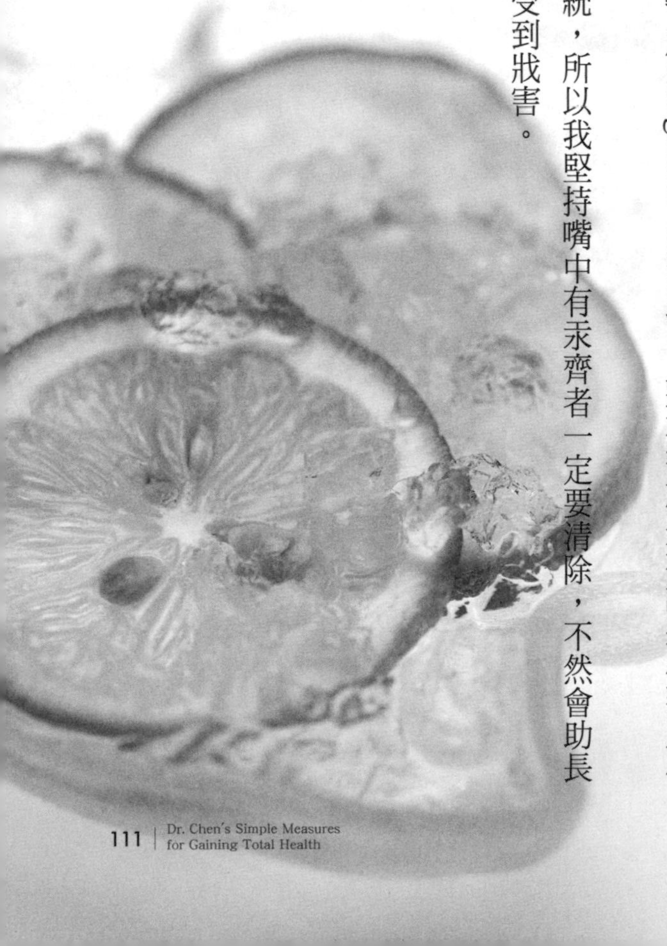

第六章

顧好肝膽腸胃

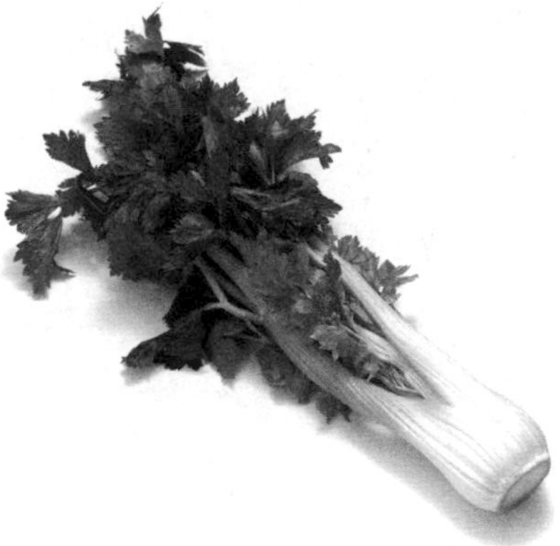

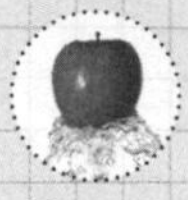

養胃就是保護健康基石

脾胃好活力夠

《黃帝內經》〈素問篇〉：「脾胃者，倉廩之官。」脾與胃是供給人體營養物質的臟器，也是讓身體細胞充分發揮活力的最大基石。

脾胃功能要好，必須從每餐的飲食做起，同時做好情緒管理，才能真正的養胃。

通常食物停留在胃中的時間約二到四個小時，碳水化合物如飯、麵類會留存約兩小時，高纖、高油食物約四小時，而狼吞虎嚥及壓力也會延長食物停留在胃中的時間。

吃得太飽、吃得太油會增加胃的消化時間，所以養胃之道是早餐吃得飽，中餐吃得好，晚餐吃得少。早餐要多吃含碳水化合物、少油的食物；中餐可以吃得油一點，因為油可以得到較長時間的飽足感，但不要吃到飽；晚餐吃得少，容易入睡，又能專心排毒、解毒。

短期急性壓力會縮短食物留在胃中的時間，很有可能造成腹瀉，因為身體能量及支援都集中在對付壓力，食物無法完全消化，就直接轉到小腸，在腸胃沒有辦法吸收的狀況下，多半會直接排出，形成拉肚子現象。

胃疾會影響內因子生成吸收

胃會分泌吸收維生素B12的「內因子」，但長期胃疾會影響內因子的生成，所以有維生素B12長期匱乏之虞。

以慢性萎縮性胃炎為例，根據臨床研究顯示：胃壁細胞數量減少、內因子會分泌不足，容易缺乏維生素B12。

維生素B12和葉酸一樣，都是紅血球產生過程中不可或缺的物質，一旦缺乏，容易罹患惡性貧血。維生素B12被小腸吸收之前，必須先和胃黏膜壁細胞分泌的內因子結合，形成維生素B12與內因子的複合體，然後在迴腸黏膜細胞與接受器結合之後，進入細胞內部。任何讓內因子生產不足的原因，都很容易導致維生素B12缺乏症，可服用舌下液態維生素B12改善。

胃酸很重要

胃酸主要有三大作用，一為殺菌作用，二為將蛋白酶原轉化成有活性的胃蛋白酶，三為改變蛋白質構造，以利分解。胃酸的重要性在於消化蛋白質，蛋白質的消化是由酸化開始，沒有胃酸，蛋白質的消化就受阻，口腔所分泌的唾液澱粉消化酵素會開始活躍，容易產生脹氣。

人體的構造很微妙，當血液呈微鹼性時，胃容易酸化；胃酸化時，血液又會偏微鹼性，讓身體保持酸鹼平衡。如果血液酸化，身體的鹼（碳酸氫根 HCO_3^-）會被消耗掉，無法提供更多的碳酸氫根達成酸鹼平衡，造成胃無法酸化。若要酸化，就需更多的二氧化碳協助進行酸化，因此導致呼吸變淺，氧氣不足，一切有氧活動受阻，整個人會變得沒有精神也不想動。

胃酸有殺菌作用，胃酸不足時，則細菌叢生。胃酸不足時，可服甜菜根萃取的鹽酸甜菜鹼（Betaine hydrochloride），或者藉由深呼吸與吃鹼性食物來避免。胃酸會隨著年齡增加而遞減，所以蛋白質的攝取量也必須隨著年紀增加而調整。

沒有人喜歡胃酸過多的感覺，不只整個胃部難受，還會誘發潰瘍。許多人常會服用制酸劑來抑制胃酸，看起來胃酸過多的毛病暫時止住了，其實並沒有根治，反倒是讓念珠菌或其他細菌大肆叢生。

有一位吃素的朋友，他有胃酸逆流毛病，試了很多種天然方法都無效，我建議他吃雞皮，一個鐘頭以後，胃酸過多的現象立即有所改善，這是因為雞皮富含膠質，可幫助中和胃酸。

有時嘴巴會酸溜溜，通常是食道酸逆流引起的，一定要小心，必須將口中的酸去除掉，不然有腐蝕牙齒琺瑯質之虞。還要記得多喝好水，缺水是導致胃潰瘍的一個根本因素。

「遇到胃酸怎麼辦？」很多人會問我這個問題。我的建議是多喝好水。一般人往往忽略了喝水的重要，缺水容易引起胃黏膜變薄，甚至會導致胃發炎、出血。

治療胃酸逆流，要先改變原本吃太快、太多的習慣，一旦胃部太撐，就容易胃酸逆流。另外，要少吃含慢性食物過敏原的食物，它們也是造成胃酸逆流的因素。最後是壓力，它會造成交感神經過旺，消化分泌液過少，使得胃酸侵蝕胃壁。

胃食道逆流的發生有時候是身體結構問題，經常讓胃太撐，橫膈膜沾黏的機率提高，所以覺得不舒服時，不妨輕輕順著胸肋骨下緣按摩幾次，將胃與橫膈膜分開，可緩解食道胃酸逆流的不舒服。

胃是強酸器官，為了保護胃壁不受到強酸的侵蝕，胃表層的黏液細胞會分泌黏液

（黏蛋白）與碳酸氫根，即使胃液具有pH一至二的強酸性，胃黏膜表面還能保持pH六至七的弱酸性，而且會形成凝膠狀的保護層，需要用水膨脹撐開；根據研究，大部分的胃病是胃黏膜受損引起，一旦黏蛋白與碳酸氫根分泌量減少或缺少水分，凝膠層無法順利形成，就會導致胃黏膜被胃酸侵蝕。

要根除胃病，必須從調理胃黏膜開始做起。

胃黏膜細胞會以二到三天的周期，從表層脫落，來自深部的新腺細胞會一邊分化，一邊移動地加以替換，即使胃黏膜細胞被胃液侵蝕而受傷，還是會有新細胞替補，維持胃黏膜正常功能。

但只要黏膜本身血流出現障礙或受到放射線傷害，導致深部細胞的增殖與分化速度變慢，受傷的表層細胞來不及更新時，胃黏膜被胃液侵蝕的狀況就會惡化，此時暫停進食是讓胃壁復原的最佳方法。

幽門桿菌來找碴！

胃這麼酸，照理說應該不會有細菌，但細菌真的是無所不在，胃裡住有幽門桿菌，這是一種革蘭氏陰性細菌，主要生存的地方是胃前庭幽門部，有時會上移至胃體部。

受損的胃部和腸道常會有幽門桿菌的蹤影，胃癌及黏膜相關的淋巴瘤也發現有幽門桿菌的參與。幽門桿菌可由糞便檢測出，並投以抗生素去除，研究資料顯示：抗生素曾經治癒過由幽門桿菌誘發的胃癌患者，一旦殺死幽門桿菌之後，他們的胃癌就不見了！

主流醫學多以「三合一療法」治療幽門桿菌，包括一種制酸劑 PPI 及兩種抗生素，它可達百分之九十以上治癒率；但相對地，藥物治療的副作用不少，像是出現頭暈、腹瀉、長舌苔、味覺遲鈍、過敏等症狀。

從近年來陸續發表的研究中證實，異硫氰酸鹽（Isothiocyanates）能抑制幽門桿菌的感染，進而預防胃潰瘍及胃癌的發生機率。在青花椰菜、白花椰菜、高麗菜等十字花科蔬菜中，皆發現了這種物質，所以我們可以根據「天天五蔬果」的飲食原則，每天吃三碟蔬菜（每碟蔬菜淨重一百公克，三碟即三百公克），再搭配常吃十字花科蔬菜，預防及抑制幽門桿菌在腸胃中作怪。

苦茶油的皂苷同樣能夠抑制幽門桿菌的感染，所以有胃潰瘍及胃癌的患者不妨改用苦茶油。

陳博士顧胃秘訣

顧胃最基本的方法不外咀嚼、咀嚼、再咀嚼，以減輕胃研磨食物的負擔，我每天都會喝足夠的水來保護胃壁，不讓胃酸腐蝕胃肌。三餐盡量吃七分飽，吃大餐時，我會服用大量消化酵素幫助消化；感覺消化不良時，則會服用一些酵素或少吃一些。趕時間或太匆忙時，我就改喝精力湯，而不是囫圇吞棗地吃正餐。

平常我也會使用頂級苦茶油與薑來滋潤胃。餐後做些深呼吸，可幫助食物的氧化燃燒。有時間的話，散個小步也可以幫助消化。

顧胃的心法是不要想太多、管太多，船到橋頭自然直。

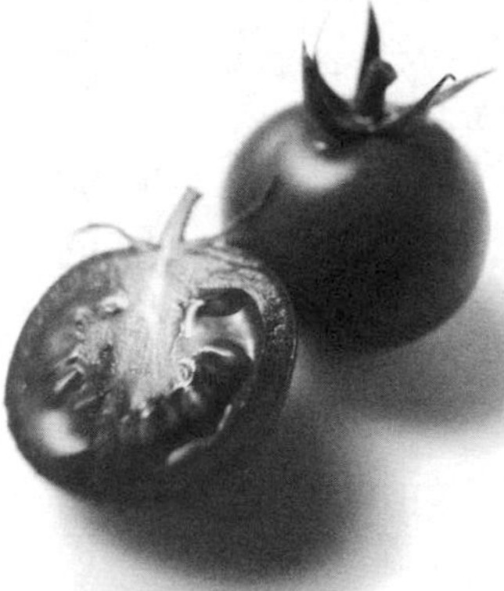

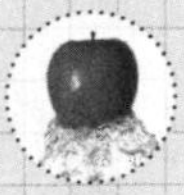

肝膽相照

膽識磨練靠膽汁排毒

膽道系統器官在消化作用上，最重要的功能是製造膽汁。膽汁是消化液的一種，作用在吸收食物中的油脂，也就是吃進肚裡的油脂是由膽汁幫助吸收。

從字意來論，膽汁應該是由膽囊所分泌的汁液，但真正的製造者其實是肝臟。當脂肪性食物通過十二指腸時，就會刺激膽囊收縮，釋放膽汁排入到十二指腸，作用是協助小腸吸收脂肪營養素，我們常說「肝膽相照」，就是形容肝膽合作無間的作用。

膽汁也能夠幫助代謝後的廢物從肝臟排出，這是自然排毒。膽汁分泌多，體內毒素會減少，尤其對脂溶性毒素的排泄有很大的幫助；少了毒素的干擾，人就愈有勇氣面對一切，所以膽量就夠。我們說一個人有膽識磨練，也真的是有根據的。

肝膽相照不僅有生理意義，還有心靈涵義。

中醫說膽是六腑之一，具有奇恆之性，《黃帝內經》〈素問・六節臟象論〉：「凡十一臟，取決於膽也。」膽是五臟六腑之中獨一無二的器官，同時具有藏而不瀉與腑瀉而不藏兩種特性。

〈素問・靈蘭秘典論〉將膽封為「中正之官，決斷出焉」。中正就是不偏不倚，也就是不能只藏而不瀉或瀉而不藏，只有在不偏不倚的中正立場下，才能行使「決斷」功能。所以，有膽識就有「決斷」的能力。

膽汁本身就是脂肪，因此不吃油很容易沒有膽識，長期吃低油脂的飲食對身體並不一定有益，吃對油才是最重要的。吃對了油不會發胖，反而會變瘦，因為好油會取代壞油，並加速壞油的排出。

關心肝臟解毒及免疫作用

肝臟參與了醣類、脂肪及蛋白質三大營養素的代謝，然後將這些營養素轉換成身體所需要的物質或成分，讓各器官組織加以利用，所以需要大量的酵素。

在醣類代謝方面，血糖高時，肝臟會將肝醣貯存起來；血糖降低時，肝臟會分解肝醣釋出葡萄糖。葡萄糖不足或是蛋白質及脂肪過多時，肝臟會將後兩者轉換成醣類。

在脂肪代謝方面，微乳糜經淋巴管進入血液循環後，會來到肝臟與脂蛋白結合，再回到血液運往全身各處的脂肪細胞加以貯存。身體需要脂肪時，必須先將三酸甘油脂分解成脂肪酸，進行β氧化作用，才能予以利用。

在蛋白質代謝方面，肝臟能合成必需與非必需胺基酸，提供全身細胞合成蛋白質，而蛋白質會分解成胺基酸與氨，脫氨反應會在肝進行，有毒的氨轉換成尿素會從尿液排泄掉。

肝臟對人體的作用不只是消化而已，還有解毒、免疫作用，所以平常就要保養肝臟機能。肝臟是沉默器官，默默為我們的健康付出，千萬不要等到肝臟亮起紅燈時，才意識到肝臟的可貴，很可能為時已晚。

吳清忠在《人體使用手冊》中提到：「睡眠時血流注於肝，此時肝的體積變三倍大，進行『洗』血，晚睡、熬夜就等於放棄『洗』血。」這個觀念我個人很贊同，另類醫學中的洗血治療，每次要上萬元的治療費，所以為了肝臟健康著想，平常儘可能不要熬夜，早睡早起，以免賠了健康又要花錢洗血，得不償失。

陳博士顧肝膽秘訣

肝膽養生法是不隨意生氣。膽結石象徵「積恨暗怨」，所以排肝膽結石必須一併排除積存心裡的怨恨。除此之外，我也提倡咖啡灌腸與肝膽排毒。

肝膽的角色分別代表解毒及排毒，是麻吉好兄弟，形而上的意義是指讓我們更有膽識與決斷力。

由於人口密集，競爭激烈，人與人之間的相處，不是自認受害吃虧，就是明爭暗鬥，經常積恨暗怨，加上國人喜歡吃分子結構僵硬的反式脂肪酸，常常無法以理性方式表達內心想法，不是壓抑自己，就是以激烈的情緒化言語發洩，所以肝膽功能變得衰弱，膽識與決斷力也愈來愈差。我建議大家不妨利用敲膽經及排肝膽結石的方法，來做好肝膽排毒。

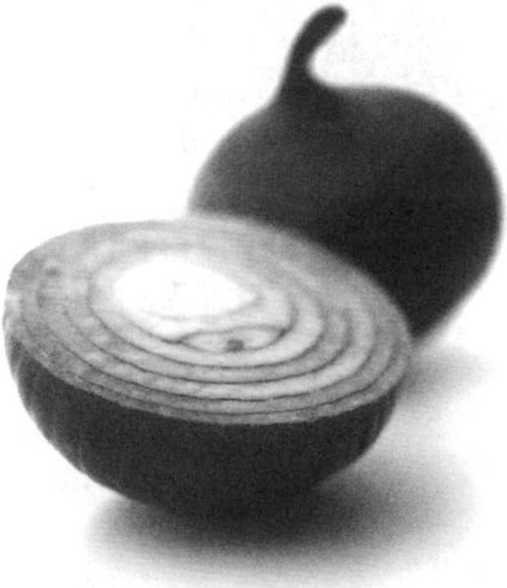

沉默寡言的胰臟

胰臟消化作用大

胰臟是沉默寡言的器官，不像胃會唧唧叫。雖然很少聽到它的聲音，但它的消化作用非常大，有關製造消化酶、中和胃酸、維持醣類的代謝、平衡身體酸鹼度都少不了它。

胰臟在胃的後方，和十二指腸相連接。整個胰臟由外分泌腺細胞所組成，其中還含有名為胰島腺的內分泌腺細胞小族群，所以胰臟有外分泌和內分泌雙重功能。外分泌含有消化酵素、黏蛋白與碳酸氫根的胰液，而內分泌的B細胞分泌胰島素，有降低血糖、促進肝糖原的合成等作用；A細胞會分泌胰升糖素，可以促進肝糖原分解，使血糖升高。胰島素和胰升糖素互相反饋，控制血糖穩定在一個小範圍之內。

不論任何原因導致胰島素絕對或相對不足時，就會形成糖尿病。

糖尿病和飲食習慣有關

由於現代人吃太多含高糖分、油膩的垃圾食物，又不愛運動，致使肥胖、代謝症候群、糖尿病等疾病相繼而生。

垃圾食物通常含高糖、壞油及變性蛋白質，對身體是一大傷害，如果再加上好吃懶做的生活形態，那對身體來說更是毒上加毒。

有些飲料會利用色素與酸味來掩飾甜味，即使甜度高達百分之二十，消費者也不會覺得太甜。

高脂肪含量的肉排、乳製品、甜點在日常生活中唾手可得，無形之中讓身體累積了很多熱量，形成肥胖，還會對牙齒健康造成傷害。

在常吃肉排、乳製品的情形下，攝取過多不良的脂肪，不僅會造成體重增加，血液中的低密度膽固醇含量也會升高，慢慢形成高血壓、動脈硬化、心臟病等疾病，並且帶來糖尿病的威脅。

補充酵素可降低腸胃負擔

胰臟每天分泌大量胰液，胰液是微鹼性的碳酸氫根，不僅能中和胃酸，還能調節身體的酸鹼值。胰臟的消化酵素是澱粉酶、胰蛋白酶、凝乳蛋白酶、彈性蛋白酶、胜肽酶、磷脂酶A2、脂肪酶、胰核酸酶。若有消化不良情形，可補充動物胰臟製成的酵素或植物性酵素。多吃富含酵素的食物或飲料可以減輕體內負擔，但吃的時候，要有意識的吃，瞭解酵素有利腸胃的吸收，方能降低胰臟分泌消化酵素的負擔。

健康放大鏡

胰臟是古希臘解剖學家、外科醫生赫洛菲勒斯 Herophilus（西元前三三五至二八〇年）所發現，數百年後，另一位古希臘解剖學家盧佛斯（Ruphos）將其命名為pancreas。希臘文pan意為全部（all），kreas（creas）意為肉（flesh）。

中國古代文獻對胰臟並無明確記載，有學者認為中醫理論中的「脾」應該就是現代醫學所說的胰臟，中醫認為「脾」與「胃」會將人體消化功能緊密地聯繫起來，只是胰臟的消化液能讓食物被細胞吸收，氣化產生氣，脾並無此一實質功效。清末民初時，胰臟稱為「膵臟」，膵字是日本江戶時期西醫學家宇田川玄真新創造的日文漢字，形旁「月」表示肉，對應希臘文的creas，聲旁「萃」有「彙集、全部」之意，對應希臘文的pan。

在古代文獻中，「胰」字所指並非胰臟。宋代《廣韻．脂韻》中提到「胰，夾脊肉也。」有學者認為，在清代中醫的觀念中，認為胰臟只有西洋「夷人」才有，因此以「胰臟」稱之，作為區分。

胰臟主掌酸鹼平衡

胰液的碳酸氫根不僅中和胃酸，也調節身體的酸鹼值。很多人在談到酸鹼平衡時，以為要多喝鹼性水來中和血酸，事實上血液的酸鹼平衡受到嚴格控制，不是單一因素就能改變。血液酸鹼平衡是達成身體自癒力的一部分因素，有其獨到智慧，只要提供身體必需營養素，酸鹼度自然就會平衡。

我們的身體不是一味地呈現微鹼性，胃液很酸，大腸也是酸性的，血液是微鹼，胰臟的鹼性較強，還有身體有鋁毒累積時，會進行鋁毒的排泄，如果身體過於鹼性，很容易讓鋁沉澱，酸性反而會讓鋁溶解，所以不要刻意讓身體鹼化，順其自然即可。

令人頭痛的胰臟癌

令人頭痛的胰臟癌，往往是亂吃垃圾食物造成的。凱利（William Kelley）醫師原本是一位牙醫師，一九六九年他以「代謝定位法」治好了自己的胰腺癌，爾後發展出一套適合每位患者的方法，但此法的終極目標不是用來治病，而是提供身體必需營養素，藉由自癒力來治療疾病。

擁有生化學位的凱利，一九五七年自休斯頓的貝樂大學牙醫學院畢業後開始行醫，但他的飲食生活習慣很糟糕，常吃很多糖果和垃圾食物。

六、七年之後，已經在牙醫界小有名氣的他，發現自己的胰臟病得很嚴重，很想放棄治療。此時他的母親特別從肯薩斯趕到德州照顧兒子，丟掉他的垃圾食物，只讓他吃粗食和新鮮蔬果。幾個月後，凱利的病情居然好轉，回到診所上班。

約在此時，他也發現食療先鋒葛森醫師的方法和自己的療法很相近。幾個月後，凱利的病情遇到瓶頸，有嚴重的消化問題，所以他開始大量服用胰臟酵素，用來幫助消化。後來他又發現，蘇格蘭籍的胚胎學家約翰．比爾得（John Beard）博士，早在二十世紀初就提出了「胰臟酵素是控制癌症的一種自然機制」論點，接著又讀到艾德華．霍爾（Edward Howard）的《酵素全書》，從此，消化酵素成為凱利療法的一項法寶。

凱利醫治好自己的病後，接著又醫治了三萬名病人，多數是因飲食生活不佳引起的疾病，像胰臟病、消化系疾病、新陳代謝症候群、心血管疾病。一九八一年七月，已退休的凱利在紐約一家整脊診所遇見當時是醫學院二年級學生的尼克．鞏查拉斯（Nicholas Gonzalez），他表明非常想要將凱利醫師的「代謝定位法」做評估與檢驗，結果在著名的免疫學專家古德（Good）醫生指導下，評估了凱利醫師治療的一萬名患者檔案，做成報告。

在審查凱利醫師的病人檔案中，鞏查拉斯特別挑選出二十二位胰腺癌病人，由於這種癌症在西醫界的五年存活率幾乎是零，所以「代謝定位法」是否有效，這項研究報告具有見真章的效果。

組別	執行方案程度	存活時間	備註
1	未遵循治療方案（十人）	六十七天	
2	部分遵循方案（七人）	兩百三十三天	
3	完全遵循方案（五人）	九年	研究調查時，有四位還活著，一位死於阿茲海默症，存活達十一年。

鞏查拉斯自醫學院畢業以後，利用凱利的代謝定位法，在獨立研究機構的支持下，共治療了十一名胰臟癌病人，都是無法利用手術切除癌細胞的患者。在治療一年後，存活者有九名，比例達百分之八十一，兩年存活率則為百分之四十五，比美國國家癌症中心提供的數據高出很多。

「代謝定位法」是由九個身體的均衡機制來控制代謝功能：

1氧化系統——負責細胞內能量轉化
2自律神經系統——代謝作用的主控制
3分解／同化平衡——細胞內氧氣代謝作用
4荷爾蒙系統——影響食物選擇與體重控制
5酸鹼平衡——由pH酸鹼值反應控制生理均衡
6前列腺激素平衡——控制發炎與免疫反應
7體質形態——串連食物的先天體質因素與代謝作用
8電解質平衡——控制血液循環與滲透壓
9血型——食物特殊反應作用與血型的基礎

陳博士顧胰秘訣

我一向不吃垃圾食物與加工過度的食物，也不吃加熱過度後會變質的蛋白質食物，它們既難以消化又容易產生脹氣。最典型的例子是早餐麥片，有些甚至含高糖分。我每天會吃一些生食，減少消化酶的損耗；不吃宵夜，以免無緣無故大量損耗消化酶。另外，我也不喝甜飲、少吃甜點，會以甜菊、木糖醇、果寡糖等代糖來替代糖。

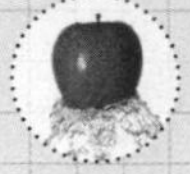

大腹便便是大問題

便秘是健康大敵

現代西方醫學的「大腸中毒論」，認為腸中毒是導致人體衰老的主因之一。有些自然醫學醫師甚至直接說「死亡從大腸開始」，大腸衰老則從便秘開始，因此也可以說是死亡的開始。

「欲得長生，腸中常清；欲得不死，腸中無滓」，這是漢朝王充在《論衡》一書中的至理名言。唐代名醫孫思邈也說：「便難之人，其面多晦」，說明了古代先賢們於一千九百年前就已經深刻體認到，便秘是健康的大敵。

以下從毒物學的觀點，列舉一些對身體有害的大腸毒素，供大家參考。

大腸毒素對身體的影響

大腸毒素	來源	毒性
乙基胺硫醇	半胱胺酸腐解物	強烈降血壓。
氨	尿素與蛋白質腐解物	造成腦神經問題。
組織胺	色胺酸腐解物	會導致腦脹、頭痛、心律不整、憂鬱、低血壓、嘔心和精神崩潰。
硫化氫	蛋白質腐解物	會刺激大腸黏膜，造成黏膜的損傷，另外與氰化物毒性一樣，會造成衰弱、心跳加速、嘔吐和死亡。
吲哚／靛草素	色胺酸腐解物	由於肝臟具有分解該毒素的作用，對身體的影響較低。
酚或石炭酸	酪胺酸腐解物	造成腸胃和肝細胞死亡。
糞臭素	色胺酸腐解物	抗乙醯膽鹼和鉀。
酥胺	酪胺酸和腎上腺素腐解物	增高血壓和造成中樞神經問題。

很多人認為只要每天有排便就算沒有便秘，其實應該以食物進出身體的確切時間做評斷。要如何檢查自己是否有便秘現象？不妨留意食物從口腔到肛門的停留時間，可用含有活性碳的保健食品、藍莓、甜菜、胡蘿蔔、玉米等有色物質評估，每天使用不同顏色物質才能確切估算。排便速度則以十二至二十四小時為佳，超過二十四小時即屬便秘，多評估幾天下來可求得平均值。你還可以與每天喝水量及吃的內容相互對照，看看是否有某些關聯性，例如水喝太少，排便時間就會拉長；咀嚼太快了，也會延長排便時間。

便秘發生時，貯留在大腸中的糞便產生的毒素，藉由門靜脈直通到肝臟，若肝臟無法處理就進入血液的話，導致便秘者的「其面多晦」。

當我們吃完飯後，排便訊號就會由中樞神經反射到抵薦骨神經，使肛門括約肌舒張。但是，這種本能反射作用會被我們自己顛覆掉。外肛門括約肌屬隨意肌，成人可由意識控制，因此，只要認為排便時機不宜，就會由意識控制外肛門括約肌收縮延遲排便，久而久之，反射作用就被壓抑住了。由此可知，便秘是一種經由學習而來的習慣，嬰兒無法自行控制括約肌，自然不會便秘，吃一頓拉一次。

根據中醫理論，對大腸不利的負面情緒是悲傷。不妨檢視一下自己，有沒有囤積舊書籍、衣物、鞋子的習慣？假如你是戀戀不捨者，便秘的機會也會提高。

腸胃道的細菌數比人體總細胞還多

並不是所有的細菌、病毒、真菌和寄生蟲對人體皆有妨礙，有一些細菌被冠稱為「益生菌」，對人類和其他生物體具有各式各樣的好處。嬰兒接近出生時，母親的產道會產生大量乳酸菌，出生同時散佈給胎兒，如果沒有這些乳酸菌，很容易發生早產現象。早產或剖腹產的嬰兒，抵抗力會比自然產的嬰兒差，就是因為乳酸菌不足所致。

嬰兒出生後，周遭的人、事、物、環境會相繼帶來微生物。比如母親餵母奶時會帶來比菲德氏菌，當該菌與乳酸菌結合，會在嬰兒腸道形成一層保護膜。嬰兒若是缺少適量的益生菌，很容易罹患鵝口瘡，這是白色念珠菌所引起的，與經常造成女性陰道感染的菌種同源。

不喝母奶長大的嬰兒，更容易長許多壞菌，像大腸菌、腸球菌和類桿菌。斷奶後，比菲德氏菌會繼續提供其他細菌生長的條件和環境。青春期荷爾蒙能夠提供其他細菌生長的環境，於是益生菌就一層又一層的累積。

人體的腸胃道細菌數，比人體的總細胞數還要高得多，腸道細菌包括益生菌、有害菌及中間菌，彼此之間屬於共生形態，益生菌數量要比有害菌多，方能維持腸道菌叢生態的平衡。

腸道壞菌形成的原因

腸道有過多的壞菌，主要原因不外是抗生素的服用及濫用；腸胃道感染、腹瀉、腸胃道手術、饑餓也是讓壞菌滋生的理由。

壓力過高的生活方式會造成胃酸不足，導致大腸菌在小腸滋生；壓力對比菲德氏菌和多數乳酸菌亦有負面效果，會抑制成長。

益生菌能夠減輕過敏、刺激免疫反應，具有以下效果：

- 增加患克隆氏症小孩的糞便 IgA 含量
- 降低牛奶過敏者對於牛奶的發炎反應
- 具有抗基因突變和抗致癌性
- 降緩抗生素抗藥性的生成
- 提供腸黏膜必需營養素，也是增強抵抗壞菌的方法。大小腸的黏膜，營養一半來自腸道，其中丁酸參與控制大腸細胞複製的作用，一旦缺乏，會減緩細胞複製，腸道逐漸萎縮，終至腸漏。

多吃纖維素，可以讓益生菌發酵纖維素，並製造短鏈脂肪酸，以維持腸道酸性，保持腸道健康。

保持腸胃道健康有方法

要維持腸內菌叢平衡，就要保持腸胃道健康，腸胃道健康則有賴健康飲食。

近年來研究發現，纖維素裡的果寡糖可以刺激益生菌成長，所以又名「益菌生」，包括雙糖類、寡糖類、多糖類（如菊糖 inulin）。果寡糖會抑制壞菌的繁殖，刺激乳酸與短鏈脂肪酸的生成，特別是丁酸。果寡糖會增高大腸酸度，從而提高礦物質溶解度，增加礦物質吸收率，也有降低血清內三酸甘油脂、脂肪酸、膽固醇和胰島素作用，降低大腸癌風險。

美國人每天攝取果寡糖食物的量是一至五公克，歐洲人則為五至十八公克，有很多食物都含有果寡糖，蒜頭／一百公克有三．六至六．四公克、青蒜／一百公克有二．四至八公克、洋蔥／一百公克有一．一至七．五公克、蘆筍／一百公克有二至三公克、菊苣（chicory）／一百公克有十九．六至二十六．二公克。攝取果寡糖之後，許多人會有脹氣或放屁的現象，不過二至三週後就會緩解，以漸進方式攝取果寡糖，有助降低以上的副作用。

維持腸道健康的必備營養素，還有精胺酸、鋅。精胺酸對黏膜細胞的複製及免疫反應很重要、鋅可以刺激黏膜免疫系統，增加黏膜生成，還能舒緩黏膜發炎；某些特定藥草，例如大蒜精及肉桂的複方草藥，也能殺死壞菌，持續提供有利乳酸菌與比菲德氏菌繁殖的環境。

陳博士的顧大腸秘訣

我平常會多吃青菜水果，多喝水，採蹲姿排便，多做推腹按摩，並服用益生菌與益菌生（果寡糖）。我長期將腸道清乾淨最大的收穫是幫助腹腔挺直，讓全身更為筆挺。雖然後臼齒墊高讓我長高，背也不再那麼駝了，另一個明顯的助因則是腸道脹氣減少，降低內臟壓迫感，進而改變體態。有關大腸排毒方法，請參考我的上本著作《人體空間排毒》。

第七章

傳統飲食給你一口好牙

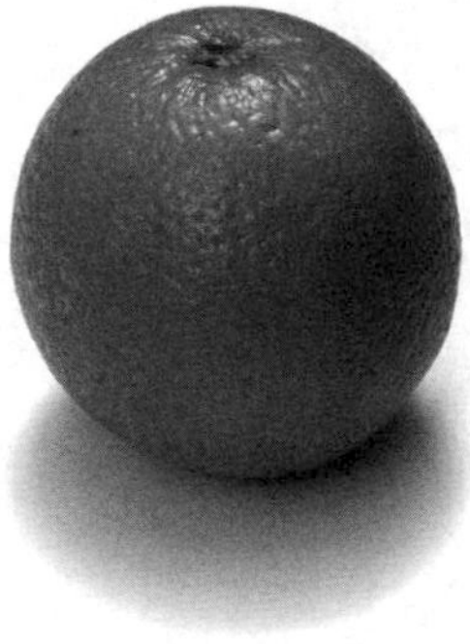

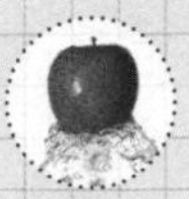

探索傳統飲食之旅

一個偶遇改變我的飲食觀

一九九七年九月，我在南加州舉辦的一場癌症會議上，遇見了偉斯頓普萊斯基金會（Weston Price Foundation）會長莎莉．費倫（Sally Fallon）。偉斯頓普萊斯基金會是專門推廣普萊斯牙醫發現的傳統飲食，莎莉出版了《滋養的傳統》（Nourishing Traditions）一書，介紹傳統飲食特色，她本人也非常慷慨地免費提供我數十小時的影片，讓我翻譯成中文，運用在我的滋養課程中。

第一次聽莎莉說飽和脂肪酸並不會對人體健康產生負面影響時，具有營養學背景的我很不以為然。當時的研究顯示飽和脂肪酸有危害健康之虞，可是當我深入瞭解普萊斯牙醫師探索全球傳統飲食的文獻後，我的飲食也徹底改觀，與太太在飲食習慣上做了重大改變。我開始食用飽和脂肪酸含量豐富的椰子油，至今已經有十數年之久。

雖然在美國居住多年，以往我和大部分的台灣人一樣，很不習慣吃生食，自從飲食觀念改變後，漸漸地，我開始生熟並食，學習浸泡種子、穀類與堅果催芽，喝紅茶菌發酵液、富含膠質的海鱺魚皮湯、健康土雞湯、人道飼養豬的骨頭湯。

我在美國受到嚴格的科學推理訓練，不會人云亦云，但是普萊斯深入瞭解原始部落飲食，並透過科學數據觀察飲食所帶來的重大啟示，讓我願意跟隨他的腳步，以原始部落的傳統飲食作根據，再融合現代人的飲食習慣來進食，這樣做不但能夠維護身體健康，遠離慢性疾病的困擾，更重要的是，到老年時我還能擁有一口好牙。目前為止，我除了智齒以外，還完整保有其他二十八顆牙齒。

普萊斯牙醫師探索牙齒健康的旅程

一九三一年，普萊斯牙醫師發現美國人的牙齒愈來愈差，很想瞭解其他民族的牙齒狀況，於是與做護士的妻子一同展開探索之旅，以瑞士阿爾卑斯山的洛仙脫山谷（Loetschental Valley）作為第一站，目的在追求飲食的真相。

瑞士洛仙脫山谷

這是位於瑞士阿爾卑斯山偏僻地區的村落，兩千多位居民分散居住在不同村落中，有些村落甚至只能以步行方式進入。普萊斯牙醫師發現，吃傳統粗食的部落居民很難找到有蛀牙者，他們連齒列及牙床都發育得很完美。

他花了三個月才找到有一顆蛀牙的居民，而當地有蛀牙的居民不到百分之一。每個小孩及成人都是牙直、臉寬，而成人都有長出四顆完整的智齒。相對地，住在比山谷低的居民就沒有這般幸運，不但蛀牙多、齒列及牙床發育差，健康問題也多，這是由於交通便利，讓他們有機會吃到像白麵粉、白糖等精緻食物所引起的。

當時很多瑞士人因肺癆病死亡，但是洛仙脫山谷不僅沒有一個肺癆病例，還出了幾位著名的運動健將。

洛仙脫山谷的居民飲食，是以乳製品與傳統裸麥粗食為主，山谷居民視早春出產的奶油為聖品，非常珍惜。普萊斯牙醫師分析山谷的乳製品，發現富含維生素D和礦物質，比美國的乳製品高出許多。

蘇格蘭西北岸外的小島

島民以捕魚、牧羊、耕種維生，主食是魚、燕麥及蔬菜，幾乎不吃水果，只有住在港口附近的島民才有機會吃到現代精緻食物。普萊斯牙醫師發現，吃傳統食物的居民蛀牙率低於百分之一，而吃精緻食物的居民蛀牙率介於百分之十六．三至五十，比例很高，感染肺癆致死的機率也提高許多。

當地居民吃魚時，不會只吃魚肉，其他如魚頭、內臟、蛋及骨頭都會充分加以利用，特別是鱈魚頭和魚肝，是專門用來餵食小孩的營養品，其中含有豐富的維生素D及礦物質。

阿拉斯加與北加拿大的愛斯基摩人

一九三三年，普萊斯牙醫師拜訪阿拉斯加與北加拿大的愛斯基摩人。該地區的生活環境非常艱苦，但當地的居民擁有勇氣、誠實、開放的性格，很注重家庭與社區的團結。吃傳統飲食的愛斯基摩人多有製作皮衣的好手藝，當他們在做皮衣時，因有用嘴巴咬皮革的工作需求，所以有牙齒磨損或缺失的情形，即使如此，磨損的牙齒仍舊完好，沒有出現蛀牙。住在獨立村落的村民，每一個人都有一口漂亮的齒列。

反觀，吃精緻食物的愛斯基摩人，蛀牙率很高，還有自殺問題。因為放棄傳統飲食的習慣，孩子的臉頰變得比較狹窄，暴牙、上顎後縮、下顎前突或變形的口腔問題屢見不鮮，肺癆與關節炎的毛病也相繼出現。

傳統愛斯基摩人會吃很多魚及野生動物，這類食物的脂肪含量相當高，現代醫學認為其中的動物脂肪與高膽固醇有危害人體健康之虞，但是傳統愛斯基摩人所吃的脂肪卻是他們健康的來源。原因是脂肪屬性不一樣，這些魚及野生動物沒有抗生素、生長激素、農藥的殘留毒素，加上當地人採生食方式，能夠吃到尚未氧化的不飽和脂肪酸、維生素

A及維生素D。

一般人攝取維生素D多來自牛奶，但牛奶在製造過程中，常會因為加溫殺菌受到氧化，形成軟組織的鈣化與動脈硬化，而愛斯基摩人攝取的維生素D是尚未氧化的天然結構，很容易被人體吸收及利用。

鮭魚是愛斯基摩人最常吃的魚類，尤其是經過乾燥與煙燻的乾鮭魚是冬天最主要的食物，吃的時候常會沾著海豹油一起食用，同時吃進了海豹油所含的豐富維生素A。

在愛斯基摩人的傳統飲食中，小孩、適婚的男女都有特別進補的方式。曬乾後的鮭魚卵口感絕佳，特別用來餵養剛斷奶的幼童，以及給適婚婦女食用，而雄性鮭魚精巢（milt）是男人生吃的極品，作用在提高生殖力。

他們還吃北美馴鹿（caribou）、穀類、富含維生素C的鯨魚皮、浸泡海豹油的酸模、海藻、野生植物與漿果，只要食物能夠儲存，就會想辦法儲存過冬。

北美洲印第安部落

這些部落包括加拿大北部的落磯山印第安部落、加拿大中部及美國西部的印第安人、南部佛羅里達州濕地的仙米諾族（Seminole）印第安人。

加拿大北部的落磯山，寒冬溫度皆在零度以下，由於無法吃到富含維生素C的植物，所以印第安人在殺死麋鹿時，不僅生食，還會分給全家人一塊享用，麋鹿的肉裡有富含維生素C的腎上腺組織，是最滋補的食物。

這項狩獵習俗，也讓印第安人的種族得以延綿不斷。

落磯山的印第安人，一年有九個月都是靠吃野味為生，其中有麋鹿、馴鹿、穀物等。居民吃的是動物的內臟，生肉反而是用來餵狗，骨髓則是小孩的專用食物。秋天交配期時，雄性麋鹿的甲狀腺會腫大，碘含量很高，不論男女都會盡情享用，以提高生殖力。夏天期間，落磯山會長出植物，其他時間只能啃樹皮及吃樹芽。

這些吃傳統飲食的印第安人，一共有八十七名居民接受檢查，僅發現四顆蛀牙。

普萊斯牙醫師每次拜訪部落都會為當地居民做檢查，還會拍攝照片及做紀錄，甚至會進行化學分析及屍骸檢測。他檢查了許多在哥倫布登陸美洲以前的印第安人遺骸，沒有發現一顆蛀牙或發育不全的齒顎。相較之下，改吃白人食物的印第安人下場就很悽慘：佛羅里達州的仙米諾族印第安人原本有一張輪廓優美的臉龐，每張臉都有高貴的表情，自從改吃白人的食物後，飽受蛀牙和疾病摧殘，就連孩子們的牙齒也跟著出問題。

南島等地

一九三四年，普萊斯牙醫師前往美拉尼西亞、大洋洲、夏威夷等地部落考察。根據歐洲探險家的描述，南島島民素有「體格健壯、本性仁慈」的美譽，但普萊斯牙醫師所看到的情形並非如此，由於當地住民不再吃祖先教導的食物，改吃白人帶來的白麵粉與白糖，結果有三分之一的人牙齒有蛀牙現象，年輕人的牙弓常出現缺陷問題。另外，南島地區的人口遽減，當地居民則多死於肺癆、天花與痲疹。

普萊斯牙醫師還是找到了一些與世隔絕、依然吃傳統飲食的島民，他們吃很多海鮮、陸地與海中植物、水果、發酵的芋頭，蛀牙率僅百分之〇．五。導遊告訴普萊斯牙醫師，海產是南島地區非常重視的食物，脂溶性維生素的含量非常豐富，即使在交戰中，內地部落也會設法取得海產。

非洲等地的原始部落

普萊斯牙醫師在一九三五年來到非洲，他總共跋涉將近一萬公里，訪問東非與中非的三十個部落，拍了超過兩千五百張的照片。

非洲土著不管是吃畜養的乳品、肉品、獵捕而來的山珍魚味或食用昆蟲，蛀牙率皆低。一些常吃乳品、肉品的部落居民甚至完全沒有蛀牙，吃山珍魚味或昆蟲的部落居民，大約有百分之五．五的蛀牙。

非洲的馬賽族（Masai）素以英勇聞名，膽量很大，敢以長矛搏鬥獅子，他們吃畜養的牛羊肉品、乳品及飲血為主。牛羊的血是特別給小孩、懷孕與哺乳的婦女，以及征戰的戰士食用。

普萊斯牙醫師一共查測了八十八名馬賽人，發現四人之中只有十顆蛀牙，蛀牙率很低。同樣是畜養牛隻的穆西馬族（Muhima）是英勇善戰的民族，屬於毫無蛀牙的六個部落之一。普萊斯牙醫從吃魚、穀類的馬拉溝里部落（Maragoli）中，檢測十九位居民，僅發現一顆蛀牙。

馬賽族的鄰居齊庫優族（Kikuyu）主要是務農為生，大多吃地瓜、玉米、豆類、香蕉與小米，一般人的牙齒狀況良好、齒弓還不錯，不過約有百分之五・五的蛀牙。結婚前半年，當地年輕婦女以及懷孕與哺乳的婦女也會特別吃動物性飲食。

其他務農吃穀類的民族，一般人牙齒狀況也良好，但體型就不像吃畜養乳肉品、獵捕山珍魚味的民族那樣強壯、高大。

綜括來說，非洲土著不管吃哪一類飲食，只要開始吃現代精緻食品，不但下一代的臉頰開始變窄，牙齒發育不夠齊全，也失去了原有部族的特徵，以及樂觀的笑容。

澳洲等地

一九三六年，普萊斯牙醫師抵達位於澳洲北端，新幾內亞的南邊托瑞斯海峽（Torres Straits）的海島群和紐西蘭。

他與遵行傳統生活習俗的澳洲原住民相處，發現他們體格完美、視力敏銳、孔武有力，靈活度很高。澳洲原住民的生活環境困難，以擅長追蹤、捕捉動物聞名，不分男女都必須經過一連串考驗才算進入成年期，認識當地原住民的人說他們非常值得信賴，不會偷竊，而且關心其他人的生活。

普萊斯牙醫師檢查了住在內地與海岸的原住民，他特別關心十至十六歲的小孩，檢查他們的恆齒狀況，包括保存在博物館裡的原住民頭骸，也做了不少檢查。

這些澳洲土著婦女從未看過牙醫或刷過牙，牙齒卻發育完美到像是假牙。住在城鎮中的澳洲土著婦女，吃了白人食物後的下場就很可憐了，下一代子女的臉頰變窄，牙齒發育也不健全。

秘魯

一九三七年，普萊斯牙醫師前往南美洲的秘魯，這是旅程的最後一站，他攀登上印加民族的安地斯山，並深入亞馬遜河叢林，他再次發現：吃傳統食物的居民體格非常完美，愈與世隔離的部落民族，蛀牙情形就愈少。

高山內地部落的居民會養天竺鼠來吃，以提供身體需要的維生素D，他們還會向海岸居民購買乾魚仔與海帶，因為乾魚仔有助生育，海帶可以避免甲狀腺亢進。所以印加民族的體格強壯，可以抬起非常重的物品。

住在亞馬遜叢林的部落，一樣是食源充足，居民的體格非常完美，不過與教會接觸之後，他們開始吃白麵粉與白糖，良好的體魄就開始瓦解了。

比較原始部落居民與現代人的齒列、臉頰會發現，現代人臉頰狹窄，牙齒排列擁擠，需要用拔牙與鋼線矯正齒列，這是飲食與營養不良所導致的身心退化，還有不孕、流產、生產困難、天生缺陷、容易罹患急性疾病、肺癆、關節炎，以及癌症與其他慢性病。

因此，普萊斯牙醫師在觀察五大洲數十個部落後，很肯定的說：傳統飲食是健康飲食的根本。

看到了普萊斯牙醫師探索全世界原始部落的嚴謹，也激發了我與太太重新檢視自己的飲食習慣，這個改變維護了我牙齒的健康，同時成為我宣導「養生三環」的理念之一，我不但傳授相關內容，還以個人親身體驗，指導學員如何利用傳統飲食，增進健康。

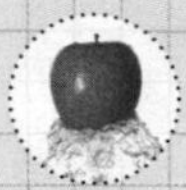

傳統飲食帶來健康的十二大特色

來自全球傳統部落的飲食智慧

根據普萊斯牙醫師發現，傳統飲食的特色五花八門，有些居民吃很多動物性食物、生食、乳製品、穀類、水果，有些人卻不吃。

其實傳統飲食的重點不在於居民吃了什麼或不吃什麼，我根據普萊斯牙醫師的發現及個人嚴謹的研究，歸納出傳統飲食的十二大特色，我相信只要循序漸進地改正飲食習慣，就有機會擺脫現代文明病所帶來的困擾，促進健康。

特色一：有機或自然農法栽培的粗食

我們祖先或貧窮地區居民所施行的耕種，不會噴灑化學肥料和農藥，吃的是有機食物。現代人創造了倚賴化學肥料、生長激素和農藥的大規模農耕，只好刻意追求有機食物，這是一大悲哀。

陳博士的體會

最近，我常到台北市的「二四八農學市集」，向創辦人楊儒門及其他農友請益有機農業的發展，得知更多不可不知的真相。為了讓水果更甜，有些果農居然使用抑酸劑，水果是更甜了，蟲害反而更大，因為蟲兒也愛吃甜的水果，為了驅蟲，只好噴灑更多的農藥。

美國實驗報告顯示，長期食用噴灑化學肥料及農藥的食物，血液中的農藥濃度高到可以偵測得到，一旦改吃有機食物，血液中的農藥濃度就會逐漸降低。

有機、無毒水果的口感，和使用化肥、農藥栽種的水果有天壤之別，尤其像我吃有機水果已有一段時間，身體的反應更為靈敏，一吃就知道兩者之間的差異。

大家都說荔枝吃太多會上火，但是我吃到的無毒荔枝，不會有火氣大的問題。老一輩的人常會提醒要少吃芒果，因為吃太多會有上火問題，但是無毒芒果的口感是酸中帶甜，而不會都是甜味，沒有酸味，重要的是，不會讓人上火和不舒服。有機木瓜不但沒有化學口味，還多了一分天然香甜味。十八個月才長成的有機鳳梨，不容易造成吃完嘴破、胃部不適的情形。

從二四八農學市集購買的有機水果，是綠色農夫們以友善的水土保持耕種方式所栽種，所以我常告訴周遭的朋友，捨棄既健康又環保的有機食物，而購買既傷健康又傷土地的化肥、農藥所灌溉的農作物，是沒有智慧的行為。吃有機、無毒的蔬果好處多多，所以我寧願到離家最近的市集、有機商店或農地採購有機、無毒食材，即使價格較高，也不用擔心吃了傷身。

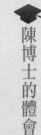

特色二：每一種飲食都含有動物性食物

普萊斯牙醫師觀察傳統部落時發現罹患蛀牙比率最低、最健康的民族都是漁民。為什麼會如此？我們從動物性食物中所含的養分即可看出端倪。動物性食物多含維生素A、維生素D、膽固醇、維生素B6、維生素B12、超長鏈高度不飽和脂肪酸，包括AA、EPA、DPA、DHA，以及鈣、鎂、鐵、鋅、銅，而魚肉又比動物性肉質優良。

維生素A的功能很多，包括促進蛋白質、鈣質的吸收，維持人體的正常發育、避免天生缺陷問題的發生、促進性荷爾蒙生成及甲狀腺腺體功能、提高免疫力、抗壓、維護眼睛視力、促進皮膚正常功能、促進骨骼生成。

維生素D是身體利用紫外線B將膽固醇轉化成維生素的形式，這是一種具有活性的營養素，能夠促進骨骼正常發育、強化礦物質的代謝、肌肉強度、胰島素生成、增強免疫力，還能控制鈣的代謝，鈣是維持神經與細胞功能作用所必需的物質，不會漏接每一個傳導訊息。

許多原始部落連內臟都吃，它們也是富含維生素A及D的食物來源。

陳博士的體會

食用富含維生素A和D的動物性食物，對於牙齒、骨骼健康是很有幫助。不過，目前市面上的海產重金屬含量過量，為了健康安全，我的建議是購買無毒或經過重金屬檢測的海產，如江醫師魚鋪子、天和海產、印尼汶萊藍蝦、屏東阿麟師明蝦、吉安無毒蝦、湧昇、十善等廠商所販售的商品。或是挑選高鈣、低磷的動物性食物，例如我會購買有機畜牧飼養的豬肉或吃褐藻長大的天和海藻豬肉、加上雞骨頭及軟骨熬煮成高湯來喝，有時候還會加入鈣含量高的昆布一起燉煮。

特色三：含有豐富維生素及礦物質

分析傳統部落飲食及現代化飲食以後，我清楚發現前者所攝取的鈣質與礦物質含量是後者的四倍，脂溶性維生素更高達十倍！可見鈣質、礦物質及脂溶性維生素對於骨骼、牙齒發育的重要性。

特色四：以吃熟食為主，搭配生的動物性食物

生的動物性食物會提供未被破壞的脂溶性維生素以及營養素；未加熱的生鮮奶油含有讓人心情放鬆的維生素K2，但加熱後會消失。

陳博士的體會

多吃一些生魚片或生牛肉，可以吃到未被加熱破壞的營養素。如果害怕生食，多吃汆燙的魚肉品，亦是不錯的選擇。越南人吃生魚是先以檸檬汁浸泡，檸檬酸會把寄生蟲殺死，而日本人則以芥茉和燒酒來殺死寄生蟲。我也曾到宜蘭的不老部落，品嚐泰雅族人以小米發酵醃製的生山豬肉，發現原住民的飲食與普萊斯醫師的發現相印證。原來只要運用智慧，還是可以安全食用生的動物性食物。

特色五：富含食物酵素

不管生、熟食，所有傳統飲食皆含有豐富的食物酵素，這是幫助消化最主要的元素。消化酵素會隨著老化程度逐漸減少，缺乏酵素時人體會呈現明顯退化現象，攝取來自食物的酵素，可以彌補人體消化酵素的流失。

陳博士的體會

多吃一些生菜沙拉、新鮮水果、優格、泡菜和酸高麗菜，可以延緩老化。

特色六：常吃有乳酸菌發酵的食物

乳酸菌是大腸內的益生菌，許多發酵食物皆含有乳酸菌，常吃有助於腸道菌種的生態平衡，不讓有害菌損傷腸道黏膜功能。傳統飲食部落皆有類似酸高麗菜的發酵食物，像 Cortido（寇堤度）就是南美洲的辣酸高麗菜，sauerkraut（紹耳克繞特）是歐洲類似的產品。高麗菜經過天然發酵後，所含的維生素C會增加數百倍，但是使用大規模的加熱消毒生產，採取加熱消毒，會造成益生菌與營養素的流失。

由日本傳來的 Kombucha 茶（紅茶菇），實際上是俄國高加索區的傳統發酵飲料，原稱 Kvass，是當地人必備的家常飲料。俄國高加索地區是目前癌症發生率最低的區域，有學者認為當地居民常喝 Kvass 是最大的原因。

陳博士的體會

當我瞭解天然發酵物含有益菌時，我不但常吃乳酸高麗菜、泡菜，還會自己動手做一些紅茶菌發酵的飲料。

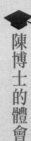

特色七：種子、穀類和堅果先浸泡、催芽或自然發酵

種子、穀類和堅果的主要營養素為澱粉和醣類。澱粉與醣類這兩種物質不易被消化，還會分化成麥麩，麥麩是人體不易消化的蛋白質，容易引發IgG慢性食物過敏反應。食用種子、穀類和堅果類食材之前先經過浸泡、催芽與發酵過程，可以分解複雜的澱粉、醣類以及本身的纖維素，使食物更容易消化吸收。

浸泡、催芽或自然發酵這些步驟，具有中和草酸功用，草酸會阻撓礦物質的吸收，同時中和丹寧和凝集素（lectins）。丹寧是一種刺激物，而凝集素會讓血球凝聚失去供氧的作用，還會引發一種獨特的慢性食物過敏反應。這種慢性食物過敏反應是人體的自然防禦機制。

陳博士的體會

由於瞭解浸泡、催芽與發酵的作用，我通常都會吃有機芽菜食物，並且使用特殊碾米機來碾已經浸泡過三、四個小時的糙米，碾完立刻食用。不過，要避免吃容易長黴菌的芽菜及太多的苜蓿芽，以免吃進過多的毒素。

特色八：脂肪消耗量占所有熱量的百分之三十至八十，多鍵不飽和脂肪酸只占所有熱量的百分之四。

傳統飲食中，脂肪消耗量占所有熱量的比例相當高，多鍵不飽和脂肪酸只占所有熱量的百分之四。現代的飲食常使用含有大量多鍵不飽和脂肪酸的植物油，而且以 omega-6 為主，而 omega-6 正是人體製造發炎因子的來源。

提到飽和脂肪酸，許多人都認為它是心血管疾病的殺手，其實它是人體需要的營養成分。我們人體細胞膜的組成，有百分之五十以上需要飽和脂肪酸，在骨骼保健上，飽和脂肪酸也扮演著非常重要的角色。除此之外，它能保護肝臟，抵抗酒精與阻斷毒素，增強免疫力。

飽和脂肪酸也是維持肺臟、腎臟正常功能的重要營養素，還會降低引起心臟病風險因子的脂蛋白A含量。飽和脂肪酸是由十六個碳的棕櫚酸和十八個碳的硬脂酸（stearic acid）組成，是心臟偏愛的燃料，較短的中鍵飽和脂肪酸則有抗菌力，特別是月桂酸，而更短鍵的飽和脂肪酸丁酸，是表皮細胞的營養素。

為何飽和脂肪酸會臭名滿天下？真正原因要追溯到美國食品衛生管理局（FDA）在一九七〇年代的一項批准，當時，美國的食品科學家與醫生鼓勵消費大眾食用無膽固醇的人造奶油，為了推廣植物油製成的人造奶油的銷售，他們大肆渲染飽和脂肪酸與膽固醇的壞處；但諷刺的是，不飽和的植物油所氫化製成的人造奶油多含反式脂肪酸，氫化油今日也已被證實對身體健康有害。

特色九：幾乎是等量攝取 omega-6 和 omega-3 必需脂肪酸

傳統部落所攝取的必需脂肪酸多來自天然的穀類、豆類、堅果類、魚、動物脂肪、蛋、蔬菜、水果、海藻，當中所含的 omega-6 和 omega-3 必需脂肪酸幾乎是等量。

這裡所謂的天然食品，指的是放養、有機栽種。以雞蛋而言，傳統飲食是放山雞所生的雞蛋，脂肪酸為 omega-3 和 omega-6 等量；而現代人所吃的飼養雞雞蛋，飼養雞是關在籠子裡的，生長條件不一樣，雞的情緒受到限制，脂肪酸多為 omega-6，如果吃多了這種脂肪酸，身體很容易發炎。

再以牛肉為例，牛的天性是吃草，吃草的牛隻，肉質中的 omega-6 和 omega-3 必需脂肪酸含量相等，可是吃穀物的牛隻，牠們的肉質中，omega-6 必需脂肪酸比較高。雞的天性是吃蟲、吃蚯蚓、吃雜食，但牠們改吃玉米的飼料後，連脂肪酸都跟著改變，所以用玉米飼養長成的法國鵝肝，並不是美食，而是過敏性脂肪毒肝。

特色十：使用天然鹽

鹽有好壞之分，粗鹽含有五十至八十二種微量元素，能夠放鬆肌肉及維持心臟功能。精鹽不僅缺乏許多微量元素，還含防潮用的鋁鹽，鋁的含量過多有礙健康。高血壓的形成常與吃太多鹽脫離不了干係，甚至有人直指是食用過量的鹽導致。
傳統部落的居民非常瞭解粗鹽的重要性，即使該部落不能生產粗鹽，居民也一定會想辦法獲取。

陳博士的體會

即使是吃鹽非常少的非洲馬賽族也會喝動物血補充鹽，適量的鹽能讓我們更健康。我做菜的時候，習慣使用各種天然鹽，海鹽、岩鹽、井鹽，而且運用在各種食材上，可以嘗到不同的滋味。

特色十一：常喝熬骨頭湯

傳統飲食非常注重熬煮骨頭湯，骨頭湯是攝取豐富礦物質的來源，特別是能夠獲得人體發育所必需的鈣及膠原蛋白。
在現代社會，許多動物的養殖方法常是在受污染的環境中進行，讓現代人在喝大骨湯的同時，也喝進了重金屬毒素。因此，我建議改用有機養殖動物的骨頭來熬湯。含豐富膠質的高湯具有促進消化和吸收的功效。

膠質對人體的其他功效還不少，可以治療營養不良、腹瀉、傳染疾病、克隆氏症、腸炎、胃炎、肺炎、糖尿病、肌肉萎縮症、疲勞、黃疸、過敏。

特色十二：是為了生育下一代而進補

傳宗接代是一件大事，傳統原始部落的婦女會為了生育下一代做準備，常吃鮮美的蟹肉與蟹黃，或其他富有維生素A、維生素D、蛋白質、膽固醇的食物。為了下一代的健康，她們生產的時間會做適當間隔，而長輩也會教導年輕人如何正確烹調食物。

陳博士的體會

雞皮富含膠質，我平常在吃雞肉時是連骨頭、皮都善加利用；雞肉會搭配各種藥材及蔬菜湯一起烹煮，或是買軟骨或大骨熬湯喝，十分營養。總之，以慢火燉雞及食材，可以充分品嘗到食物的美味。

我遇到年輕想懷孕的夫妻都會告訴他們，要吃安全無毒的螃蟹與含卵的魚。如果沒有對蛋過敏，可以吃有機人道蛋，有助於受孕成功。

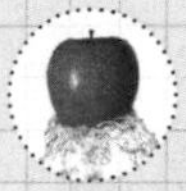

好牙就是上樑正下樑不歪

牙齒掉落健康要小心

從普萊斯牙醫師的研究，不難發現傳統飲食會帶來一口好牙，但好牙的定義並不是沒有蛀牙而已，根據我多年來的深入研究，好牙關係著我們從頭到腳的健康，上樑正了，下樑就不容易歪。

咬合不正所出現的症狀，用「上樑不正下樑歪」比喻最貼切不過。當上下顎不平行時，頸椎以下的脊椎就會出現歪曲現象，脊椎控制身體結構的平衡，一旦脊椎歪七扭八，身心豈能得到健康？

人體所有的關節皆有感官接受體，特別是頸椎中的機械接受體，對掌控眼睛、語言及手的靈活度都有很大的影響。另外，調高後臼齒垂直高度可幫助身體達到平衡狀態，頭、肩脊椎及骨盤的體態也會變得正常，頭和手腳的血液流量增加一至三倍。血液循環一旦獲得了改善，許多無法癒合的傷口，將可在數週之內癒合。其他像乾癬、氣喘、便秘、經痛及其他原因不明的病症，倘若尚未惡化到不可收拾的地步，也有不藥而癒的機會。

一九八六年，哈佛大學針對三萬三千位醫生的死因進行一項研究，結果發現第一大死因是心臟病。令人意外的是，左右這些人的死亡風險因子並不是一般人熟悉的高膽固醇、高血壓、缺乏運動和肥胖，而是掉牙齒。根據統計，掉十顆或更多牙齒，會使心臟麻痺及中風率的風險增加至百分之六十七。

通常會掉那麼多顆牙齒，大抵屬於後臼齒部分。門牙與交感神經相繫，其他牙齒則與副交感神經相連，當門牙比後牙先碰觸時，會導致交感神經旺盛，形成牙齒壓迫症候群的症狀。我因為知道真相，又對這個理論深信不疑，三、四年前開始接受牙齒咬合矯正，最近有人對我說：「你長高了！」事實上，這是來自後牙墊高的結果。

常被忽略的牙齒壓迫症候群

根據普萊斯牙醫師研究，常吃精製食物的母親所生的小孩從出生開始，上下顎的關係就已經改變了。上下顎的發育不完整有缺陷，會影響控制下顎部位的六十八對肌肉。

這些肌肉原本應該相互平衡，能夠自然緊縮和放鬆，如果無法伸縮自如時，就會變緊，而且會有錯誤的「本體感覺」回饋反應發生。

一旦肌肉無法處於恆定狀態，便會被誘發「牙齒壓迫症候群」（Dental Distress Syndrome），造成腦及腦下垂體的血流量降低。牙齒壓迫症候群，由美國芝加哥的阿法列．方得（Alfred C. Fonder）牙醫師所命名，是一種牙齒功能不良所形成的症候群，他發現咬合不良會造成全身症狀，對人體健康產生廣泛且深遠的負面影響。事實上，牙齒壓迫症候群是自律神經失調的具體表現。

牙齒壓迫症候群患者經常抱怨頭痛、暈眩、喪失聽力、憂鬱、擔憂、緊張、健忘、自殺傾向、失眠、鼻腔炎、疲勞、消化不良、手腳冰冷、身體疼痛、發麻、性功能失調、婦科問題等，當牙齒壓迫現象解除後，這些症狀也會好轉。原本成績不佳的學生甚至在接受牙齒治療後，課業成績獲得改善。

有關牙齒壓迫症候群的研究，日本、德國、加拿大及美國的牙醫皆有許多類似報告，日本的宮原（Miyahara）醫師曾帶領十五名專科醫師，醫治過非常多西醫治療後無法康復的病人。他表示，病人經過適當的牙齒矯正治療後，帕金森氏症、癲癇的治癒率高達百分之九十。

一九七三年，諾貝爾醫學及生理學獎得主亭伯根，提出亞力山大療法（Alexander

Method），這是一種藉由矯正身體不良姿勢，連帶去除許多身體及心理疾病的自然療法。人體的姿勢不良常與牙齒咬合異常有關，受過生理學專業訓練的牙醫都知道，脊椎不良和上呼吸道問題常發生在牙齒咬合異常的病人身上。

聲譽卓著的里茲（Reeds）醫師，治療過很多病人，並長期研究一百二十名慢性病患。他曾說過一句令人振奮的話：「當我徹底研究牙齒咬合矯正治療方法之後，發現它能夠扭轉醫學界無法做到的疾病診斷和癒後判定。」他甚至說：「這是我行醫五十多年來，所見過治療長期慢性病症的最佳方法，如果病人能夠及早接受此一治療，至少可以多活十年。」

原本里茲醫生並不知道牙齒壓迫的問題，有天他的牙齒出了問題，去找威立・梅（Willie May）牙醫師看診，當時他的體力很差，每說一句話必須停頓一或兩次才能說完，經過幾個月的治療，不但恢復體力，還可以多看一倍的病人。

里茲醫生與梅牙醫於是聯手展開教學，梅牙醫在做治療時，里茲醫生在一旁說明症狀不明的原因，他們發現，一旦病人經過牙齒咬合矯正，有效去除牙齒壓迫症候群後，許多病症自然就會消失。

牙齒咬合矯正通常是用物理性方式進行，例如改善吞嚥困難、臉形不對稱、咀嚼偏重一邊、顎骨關閉時移位、頸部肌肉緊張的現象，甚至是矯正錯誤的假牙配戴方式。

健康放大鏡

本體感覺（Proprioception）是人對自己身體所在的感覺位置和運動狀態。肌肉、肌腱、韌帶和關節的本體感受器對於壓力所形成的改變非常敏感，比方說，坐雲霄飛車，會感到身體好像不是自己的；蒙上眼睛，走路會跌跌撞撞；抵達陌生地方時，會有摸不清東南西北、失去方向的感覺，但是人體會有刺激身體組織找到一個平衡的位置的功用，以活化保護機制。

一般人對於本體感覺，以腳、眼睛及其他身體部位較為熟悉，對於嘴巴的感覺卻常被忽略。其實，上下門牙之間的本體感覺，比身體其他部位還要敏銳。

牙齒的本體感覺，是輸往丘腦及下視丘的主要信號，前者掌管小腦及動作，後者掌管壓力反應機制。

小腦需要下顎神經傳送正確訊息，才能調整姿勢，即使是牙齒的本體感覺改變很小，頸、肩、手臂、下背、腿、腳也會反應出各種變化。

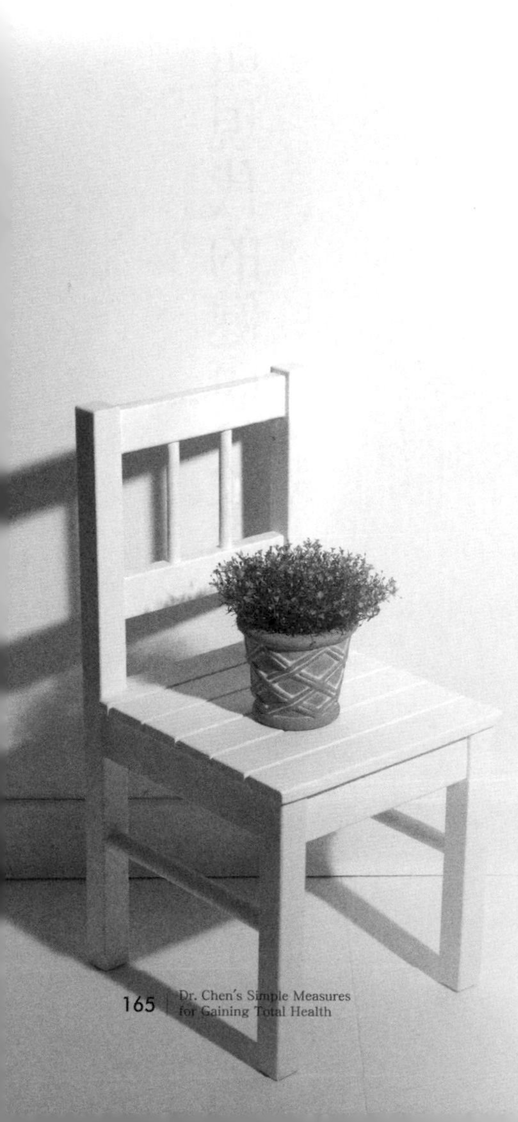

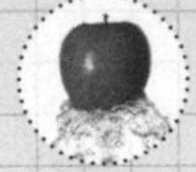

結合傳統與現代的健康飲食

瞭解到吃傳統營養的食物可以擁有一口好牙，我的下一個疑問是，吃傳統飲食能長壽嗎？

愛斯基摩人與馬賽族人都是吃傳統飲食，卻不是以長壽著名，我從資料中發現，他們不長壽的原因可能與生活環境和習慣有關。在北極，生活環境很艱苦，發生意外是家常便飯，而馬賽人愛好打獵，很有可能增加一些死亡風險。

普萊斯牙醫師未能到琉球與中國兩地探訪傳統飲食，我個人覺得殊為可惜，否則他可以見識到更多的長壽者，特別是琉球。我之所以特別對琉球人的長壽感興趣，是因為琉球人的島嶼生活環境、氣候條件、吃的食物與台灣居民最為接近，值得借鏡。

琉球人長壽飲食的特色

琉球人的生活環境空氣新鮮、水源乾淨、土壤肥沃，特別是琉球為珊瑚礁地形，土壤的鈣含量很高。琉球人經常吃苦瓜、絲瓜、豆腐、味噌、納豆、甘藷、海藻、豬肉、魚、蒜、蒟蒻、蔓越莓、洋蔥、薑、蔥、番茄、梅，愛喝茉莉花茶，這些食物對健康有幫助。

我認為琉球人的長壽多與勞動、運動有關，在琉球，常可見到高齡者下田耕種。身心靈調養也是琉球人長壽的重要關鍵，他們常與大自然保持接觸，生活悠哉，不在乎年齡老化，雖然歷經二次大戰的慘痛傷亡，依然擁有正面思考的習慣，人際關係互動密切，注重社會關懷。

琉球人不只崇尚傳統飲食，他們的生活價值，包括營造有新鮮空氣與水源乾淨的生態環境、與大自然為伍、價值觀單純，使用肥沃土壤種出來的有機食物、享受自食其果的耕種生活等，都值得我們學習。

一起為台灣人長壽飲食找方法

如果僅是研究，是不能滿足我這位重視實踐的研究者的求知欲，於是我從自己的飲食型態開始做改變，並邀請指導的學員們一起加入「結合傳統與現代的健康飲食」行列。以琉球人長壽飲食為參考，台灣本土食材為基礎，再佐以其他傳統飲食的內容，經過至少兩年以上的親身實證，蒐集了諸多健康食譜，不僅自己經常替換使用，還分享給各個學員。

除了注重食材與烹調方式之外，吃飯八分飽，也是延年易壽的最佳方法。梁朝陶弘景在《養性延命錄》〈福氣療病篇〉中說：「當少飲食，飲食多則氣逆，百脈閉，百脈閉則氣不行，氣不行則生病。」大家不妨親自感受一下吃過量食物與吃八分飽的感覺，並記錄饑餓過度或血糖過低時的感受，作為飲食的根據。

西方醫學為了證明「吃飯八分飽」對身體的益處，花費了數億元進行動物與昆蟲的實驗，結果證實這是古人流傳下來的高度智慧。以老鼠實驗為例，隨性吃到飽的老鼠可以活大約一年，定量少食的老鼠卻能活到兩年以上。

第八章

別再把吃毒當享受

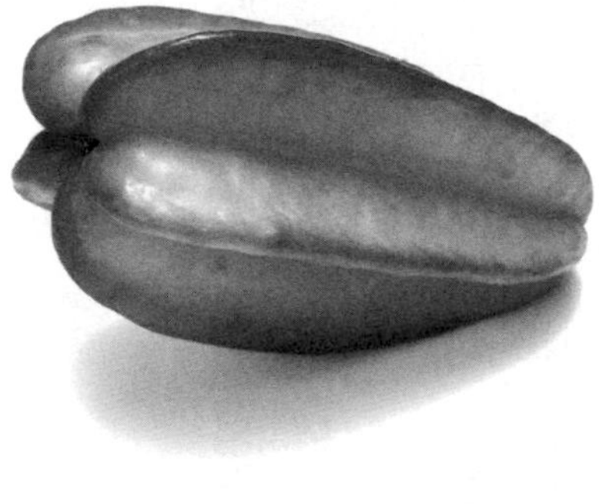

小腸免疫力的大作用

對於消化不良，多數人都會歸之於胃的問題，但是絕大部分的消化及吸收是在小腸進行，小腸占胃腸道全長的百分之七十五，其黏膜表面積約占胃腸道表面積的百分之九十以上。

重視小腸功能

胃只能毫無選擇的混合與消化食物，它的防禦措施是以胃酸來消滅細菌，而小腸不僅要分解消化食物，還要吸收分解而來的營養素。小腸的吸收過程是需要篩選的，它透過淋巴細胞與細胞膜的管道吸收養分，腸道內的益菌也會幫助小腸將食物中的細小顆粒分解成基本營養素。

小腸也會吸收維生素B12和葉酸，兩者都是紅血球生產過程中不可或缺的營養素，所以缺乏B12的人容易貧血。

小腸的功能看似普通，但是我們吃進肚裡的食物往往不只是單純的營養素，還夾雜著很多外來物，像細菌、食物過敏原等有害物質。不過，小腸腫瘤的發生率僅占胃腸道腫瘤的百分之五左右，小腸惡性腫瘤則更是少見，約占胃腸道惡性腫瘤的百分之一。假若全身的腫瘤都納入考量，小腸得癌的比率又更低了！

擁有人體最重要的淋巴系統

小腸的最外層由黏膜覆蓋，稱為「腸間膜」，膜內有許多特別發達的淋巴小結，淋巴結集合起來，形成淋巴囊或派爾氏板（大型淋巴結）。

派爾氏板裡面含有無數的B細胞、T細胞、樹突細胞、M細胞、巨噬細胞等白血球，動物之所以可以生食，有一部分原因就是靠腸胃道中的白血球將飲食中的細菌、病毒殺死所致。但腸胃道的B細胞，也讓許多人終其一生為慢性食物過敏所苦。

如果有一個過敏原出現在小腸腸道，M細胞就會帶著這個過敏原進入派爾氏板，之後派爾氏板會通知B型、T型免疫細胞處理，將過敏原帶回小腸黏膜，讓M細胞吞噬。

另外，樹突細胞是一種存在於哺乳類動物的白血球，它們的作用是調節對當前環境刺激造成的先天和後天免疫反應。其中一個最重要的功能，就是將抗原處理後展示給免疫系統的其他白血球細胞知道，與M細胞、巨噬細胞一樣，是一種抗原提示細胞。

小腸腸壁非常薄，發炎或藥物侵蝕皆容易破壞腸壁的完整性，輕易讓未消化分解的食物顆粒或大分子蛋白質長驅直入血液，會造成食物過敏，在重複暴露於過敏原的情形之下，B型免疫細胞會產生IgG抗體對抗。

引起發炎的分泌性免疫球蛋白sIgA也存在於小腸黏膜中，它們的出現就是一種身體產生發炎的訊號。

小腸的免疫細胞是消滅癌細胞最厲害的殺手，說它們是全身最精銳的部隊一點都不為過。假若你是一位國防部長，會讓最精銳的部隊天天掃街頭大材小用嗎？相信答案是否定的。但在現實環境中，有許多人天天在做這樣的事，每天照三餐吃充滿致敏性的食物，讓小腸中充滿大量的過敏原。一年的花粉季節為三個月，所暴露的過敏原總量不過一湯匙，但是一餐的慢性食物過敏原，加起來卻遠超過一湯匙。每天吃致敏性的食物就等於是讓身體的精銳免疫部隊天天在掃街頭抓過敏原，那究竟還有多少力量可以用來防禦火力強大的感染源與癌細胞？

空氣（吸入性）過敏原很容易讓人有流鼻涕的現象，就我的觀察，食物過敏原也有可能讓小腸分泌過多的黏液。如果推測屬實，腸道不是會糊上一層厚厚的黏液嗎？難道厚厚的黏液不會妨礙吸收率？充滿黏液的鼻子不是覺得呼吸很困難嗎？正因為如此，我非常重視飲食，而且盡力避免食用會引起慢性過敏原的食物。

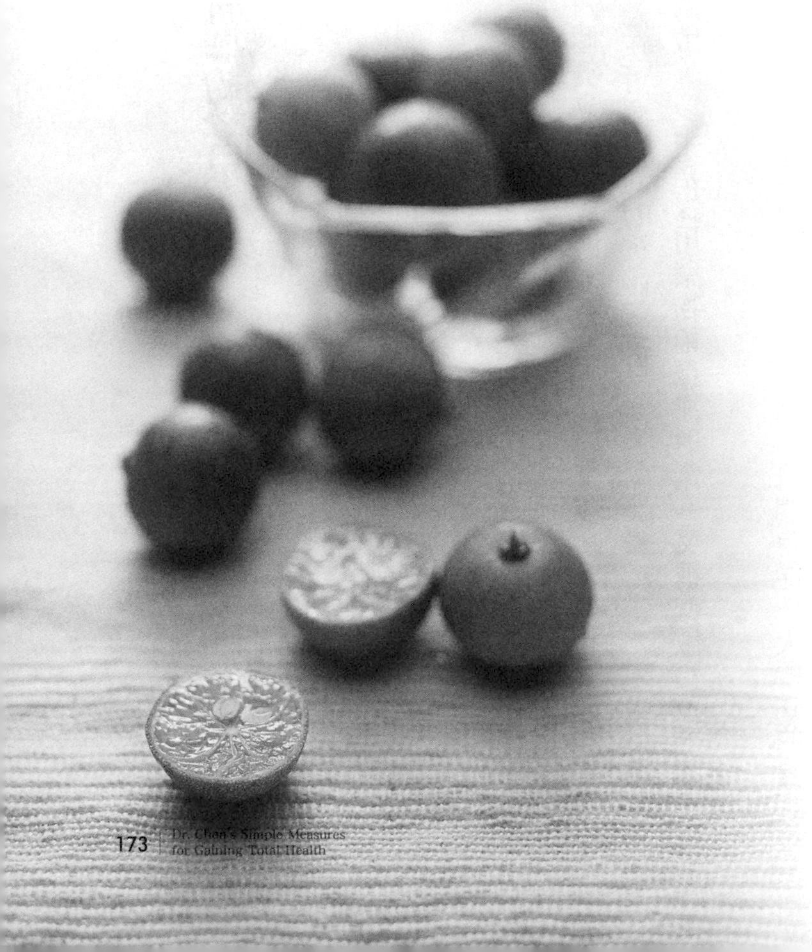

認識慢性食物過敏原

測過敏有很多方法

傳統醫師將過敏視為免疫功能失常，最新醫學則將過敏視為心理、神經、免疫、內分泌四合一的問題，原本是三、四個獨立系統，隨著科學知識的進步，變成相互關聯的系統。傳統醫生診斷過敏方式，是在可測得到的抗體（IgE、IgG、IgM……）或免疫細胞有反應時才會證實。至於治療過敏，多半是採用藥物稀釋注射劑（又稱減敏治療），目的在調整和抑制過敏反應。

但美國環境醫學過敏醫師對於過敏的看法有別於一般醫師，他們會從病人所吃的食物、居住環境的空氣及四周物質的影響，作為過敏輕重程度的診斷，而不是由抗體－抗原反應加以證實，所以每一個患者的過敏原都不盡相同。這群醫師還成立了美國環境醫學學院（American Academy of Environmental Medicine），研發新的測定過敏原評估法，除了原先的皮膚抗體法，還有激發挑峻測試法及新式血液檢測法。

激發挑峻測試法（Provacative Challenge Test）已經成為該組織評估過敏的標準。作法是先篩選可能引起過敏原的食物或環境物質，先避開五到七天，接著再逐一暴露到可疑過敏原，然後記錄下產生的任何反應。該法原理是先短暫避開過敏原，當再度接觸過敏原時，就會發現彼此之間所呈現的因果關係，甚至可從生理是否過度反應來判定患者的過敏程度。譬如，先刻意避開奶製品一個星期以後，再單獨服用大量的奶製品。若為慢性過敏原，身體常會出現強烈反應。

一般人認為過敏是「立即性的反應」，其實「延遲性過敏反應」才令人擔心，因為這種反應經常在接觸過敏原後數小時到數天後才發生，很難由激發挑峻法測知。不過，現在新式血液檢測法（RAST或ELISA）能夠清楚測得，這是順勢醫學為病人量身訂做的治療方式：醫師利用稀釋的過敏原做抗原中和，目的為舒緩病人的反應。有了這些判定過敏的利器之後，再透過排毒及營養補充法，就能維護患者的健康。

德薇・南布竹帕（Devi Nambudripad）是一位擁有護士、整脊醫師、針灸師、博士和醫師執照的過敏治療大師，她所發明的脫敏法，我稱之為「南氏脫敏法」，是過敏醫界極為重視的脫敏方法。該法是透過一系列經絡和脊骨調整達到脫敏目的，為確保療效的一致性和重複性，南氏醫師還精進於每一個步驟的研究。

健康放大鏡

IgG：是一種保護組織，最初稱為γ球蛋白，可以穿過胎盤，是唯一會從母體傳給新生兒的免疫球蛋白。IgG 具有致發炎的特性，能夠激發血清補體，以摧毀病毒與細菌。

IgM：是巨大免疫球蛋白，有保護血液、具發炎性和激發補體的特性，很適合在血液生存。由於不太具溶解性，所以身體組織中不存在，也很少見到。

IgA：黏膜是與最多異物接觸的表面組織，IgA 是一種保護黏膜，以多形態存活，在血液中以單元體出現，與食物抗原結合後，以複合體形態運送到肝臟；抗原在肝臟中會被稀釋，再進入小腸，在腸道分泌液中，IgA 是以雙元體出現，對異物更具有發炎性和殺傷力，是居住腸道的大腸桿菌、黴菌、病毒等感染源的主要保護機制。

IgE：一九六六年，研究人員在多發性骨髓瘤中發現，造成典型的過敏症狀，如打噴嚏、流鼻涕、流眼淚，作用機制是在黏膜上與肥胖細胞（mast cell）結合。此細胞含大量的組織胺，能夠製造影響其他細胞行為的細胞激素，是一種非常敏銳的反應系統，在極端情形下，可能造成休克和死亡。它是 IgA 系統的看守者，抗原在黏膜被 IgE 偵測到時，會改變腸壁通透性，讓 IgA 湧出，阻截和摧毀抗原。

過敏是自律神經失調

克林哈特醫生暨博士認為，身體的過敏反應是自律神經系統紊亂的後果，也是自律神經系統以固定形態回應壓力的一種方式，即便是沒有免疫反應的所有過敏現象都適用。

自律神經負責正常的生理控制，貯存健康和安定身心的大量資訊，藉由器官的散佈、身體結構及五官感覺所輸入的資訊，調配所有身體的功能，包括血流流速、器官活動、腺體活動、骨骼肌肉結構、免疫反應等，同時與大腦的情緒中心相連。說得明確一些，自律神經就是身體適應內在與外在環境的主要系統，過敏是自律神經系統創造的自然作用，有可能是適應作用，或是不良適應作用，目的都在幫助身體作自我防禦。

既然過敏是自律神經所引起，治療方法就必須涉入自律神經的反覆調整。根據美國克林哈特博士的臨床研究，擾亂自律神經失調的因素計有九項，包括：重金屬過多、毒化物過多、電磁波與有害地磁場、未解決的心理與情緒矛盾、干擾場（能量）、結構不均衡問題、長期感染、長期免疫失能及過敏。這九項之中就有四項直接與口腔衛生有關聯。

自律神經系統的功能與角色，還可以從分支神經看出端倪。

自律神經系統分成交感神經、副交感神經與腸道系統三個分支結構，以往醫界較為重視交感與副交感神經作用，近年來則將焦點轉移到有「第二腦」之稱的腸道自律神經系統。

我認為交感與副交感的中文翻譯尚未抓到原意的精髓，交感神經的命名是指它會隨情緒而動，原文 sympathetic 是來自 sympathy，中譯為同情。交感神經會調整已經消耗能量的功能，在身體面臨外在威脅時，維持均衡作用。

副交感神經的原文是 parasympathetic，之所以在 sympathetic 前加上 para（側面意思），是因為神經節前纖維會從中樞神經系統中的交感神經纖維分岔出去。上端的神經纖維群會由延腦（Medulla）的頭部神經延伸到頭、頸、心血管系統和腸道；下端的神經纖維群由脊椎的尾椎端延伸到其他部位。

副交感神經的作用在日常重複性活動時最為活躍，可以控制能量攝取，像進食、消化及繁殖功能都受到副交感神經的約束。晚上睡眠的身心修復，也有賴副交感神經的協助。

交感與副交感神經的作用常是對立的，有相反效果。對大多數器官來說，本來就有固定的活動，只有部分活動受自律神經影響，像心臟本身可自我控制心跳功能，但只能維持類似植物人的基本生命，無法應付多餘的外來要求，此時自律神經與荷爾蒙就會參與擴張心臟的循環供應。

慢性食物過敏原會影響健康一輩子

目前國內有三家檢測食物過敏原的專業機構，針對最常引發國人慢性過敏的食物做了檢測。

根據聯安預防醫學機構功能醫學中心統計，百分之六十以上的國人深受食物過敏原之苦，尤以孩童占大多數，不僅孩子的身心受苦，父母親也因帶著孩子四處就醫深感焦慮。依據聯安診所民國九十四年針對兒童食物過敏原所做的檢測分析，學齡前至小學一、二年級的學童是食用食物過敏原的主要族群，這與他們開始攝取多元化食物及接觸過敏原有關。最常造成孩童過敏的食物有奶、蛋類、麥麩、花生及帶殼海鮮，症狀嚴重的話，還可能影響一輩子的健康。

不少幼兒因經常咳嗽及流鼻水不停而就醫，結果被當成感冒，吃了幾天的感冒藥都無法治癒，轉而檢測食物過敏原，他們在去除了食物過敏原後，症狀往往很快就獲得改善。

國人最主要的十大過敏原食物皆屬常見及常吃的食物，所以在不知不覺中也吃進了食物過敏原。

慢性食物過敏最常出現的症狀是濕疹，例如皮膚發紅、起水泡、皮膚有滲出物或呈鱗屑狀、皮膚發黑或變厚、發癢等，都屬於濕疹範圍。濕疹的形成並不是因為體內水分太多，一般西醫認為起因大多不明，可能與過敏體質有關，當抗原與抗體結合的複合體沉積在溫度比較低的表皮上時，會造成濕疹發癢。

任何年齡的人都可能罹患濕疹，嬰兒濕疹多發生在嬰幼兒、青少年身上；盤狀濕疹大多出現在成人身上，皮膚會出現錢幣狀的紅斑，常會變厚或有膿水滲出，有時會發癢；老年人多為脂溢濕疹，皮膚會變乾、有鱗屑，這是皮膚油脂不斷減少所引起。

如果你或孩子有濕疹問題，或許是食物過敏反應所引起，不妨去做個慢性食物過敏原檢測。假如沒有預算做檢測，可參考上表中的臨床結果，剔除飲食中常有的慢性食物過敏原，並觀察患者身心的改變。

排名	安法診所	漢仕功能性檢測	聯安預防醫學機構
1	乳製品	牛奶（含起司與優格）	牛奶
2	雞蛋	蛋（蛋白比蛋黃嚴重）	蛋白

3	小麥麩質	大麥（指麥膠蛋白）	蛋黃
4	玉米	大豆、黃豆	起司
5	芝麻	花生、堅果	花生
6	柳橙	玉米	酵母
7	大豆	魚及甲殼類	花豆
8	腰豆	鳳梨	麥膠蛋白
9	大蒜	酵母	牡蠣
10	蘑菇	葡萄柚	海帶

說明：食物性過敏原簡稱「食物過敏原」，分急性與慢性兩大類，這裡所談的是慢性食物過敏原，不是健保給付的急性過敏原，在此說明。

為什麼會對食物過敏原上癮？

我曾經問一位上半身肥胖的女性：「妳有血糖問題嗎？」

她回答：「有，一年半前被診斷出有糖尿病。我不只血糖高，還是所謂的三高族。」

我再問：「妳喜歡吃麵粉做的食品嗎？」

她回答：「我很喜歡甜食，吃不停，沒辦法。」

她的回答正是食物過敏原上癮的真實寫照。

食物過敏原與抗體之間血液的平衡狀態改變後，會讓口慾變得很不一樣。若對某項食物過敏原上癮，其上癮程度和菸癮、酒癮、毒癮相差不多。最初因為吃進了過多的抗原，會壓倒體內抗體的濃度，感覺非常好；但是癮退後，抗原與抗體達到平衡，產生結合的複合體會刺激身體的發炎反應。可是，再吃了同樣的食物過敏原，發炎反應會減輕，因為吃進的抗原會稀釋抗體濃度，感覺又變得很好。這樣周而復始，難怪慢性食物過敏原很難從患者的飲食中去除，特別是年幼的小孩，自我約制的能力有限，很容易就對食物過敏原上癮。

食物慢性過敏原很難脫癮，這點可由生化反應解釋，以蛋白質過敏原為例，像乳蛋白、酪蛋白、麩質、蛋白……等過敏原，在分解成胺基酸的過程中，會形成短鏈蛋白質的多肽，部分的多肽結構近似類嗎啡肽，讓人有愉快的陶醉感。

跟隨我學習養生課程的學員，都會努力避免接觸國人常見的十大食物過敏原，因此他們有的人體重變輕、容貌變年輕、身體腫脹消除，有的精神變好、頭腦開始清楚，有些學員還故意招惹這些食物過敏原，結果那些原本已經不明顯的過敏反應馬上顯露出來，屢試不爽。所以奉勸有心改善過敏者，絕對要對食物過敏原敬而遠之。

我也曾經幫助過五十多位自閉兒、亞斯伯格症的兒童，我觀察到只要避開過敏原，孩子的情緒及行為就會比較穩定，而且容易溝通。可是學校裡的老師多半沒有這個概念，常用含有過敏原的糖果、餅乾作為給孩子的獎勵，結果適得其反。有些孩子忙著四處補習，因為趕時間的關係，不得不在外用餐，大量外食的結果，使得吃到含有食品添加物、壞油、農藥、味精等食物過敏原的機會大增，情緒、行為更為偏離脫序。遇到這種情況，我只能苦口婆心地規勸家長們，最好親自下廚作飯，幫孩子帶便當，先修復好孩子的腸胃道，再補習學業，這才是幫助孩子成長的聰明作法。

另外，國內著名的自然醫學權威李德初醫師，也呼籲家長要重視自閉兒的重金屬中毒問題，他已經治療過數百名自閉兒，從檢測他們頭髮的微量元素分析後得知，絕大多數自閉兒，毛髮中的鉛與汞都異常偏高。他表示，從修復腸胃道、去除重金屬過多、清除長期感染、恢復長期免疫失能的問題著手，就能逆轉過敏嚴重的自閉兒的病情。

連食物家族過敏原都要避免

一開始要避免吃到食物過敏原的確很痛苦，這是習慣性的問題。避免食物過敏原最困難之處，在於隱藏性的食物過敏原經常會添加在各類食品中，這類食品稱為「食物家族」。台灣人頭號的食物過敏原是奶蛋類，而奶蛋類又是加工食品原料，食物家族範圍非常廣泛，所以購買或吃東西之前，請記得詳細閱讀食物上的標籤。

食物過敏的四型反應

在國內，食物過敏原的研究常限於IgE與IgG的反應，凝集素與T型細胞的反應通常不在討論及檢測範圍，但在美國則為全方位研究。凝集素是一種類似黏膠的多醣體，我們的血型跟細胞膜上的多醣體形態有關，不同血型之間不能相互輸血，是因為這些多醣體黏在一起，血液會因此凝結，造成器官衰竭。食物的凝集素也會造成輕微的損傷，雖然不像輸錯血那般嚴重，但是黏集成一團團的紅血球無法有效的運送氧氣到只能容許單顆紅血球通過的微血管，會導致細胞組織缺氧的狀態，形成器官的受損。

堅果及豆類是最常造成凝集素反應的食物，所以在傳統飲食中，部落居民很早就有將食物浸泡催芽及發酵的智慧，它可中和凝集素的毒性。

我將美國一位研究員羅拉·鮑爾（Laura Power）博士所發表的數據，轉載如下，此一結果完全是根據免疫實驗所蒐集而來的，提供給大家參考。

依血型與過敏類型需避免的致敏食物

血型	IgE反應（一型過敏）	IgG反應（三型過敏）	凝集素反應（二型過敏）	T型細胞反應（四型過敏）
A1	—	乳製品、蛋	堅果與豆類	龍葵族（註）
A2	—	乳製品、蛋	堅果與豆類	乳製品、龍葵族
O	乳製品	乳製品、蛋、麩質	—	乳製品
B	穀類、龍葵族、堅果與豆類	乳製品、蛋	堅果與豆類	乳製品、龍葵族、糖類
AB	—	乳製品、蛋	海鮮、堅果與豆類、蔬菜	乳製品

資料來源：羅拉·鮑爾博士

註：龍葵族指龍葵族蔬菜，是一種原生蔬菜，包括龍葵、少花龍葵，隼人瓜及過溝菜蕨。

我的血型是B型，由下表可以看出，B型在免疫檢測中，容易對各式各樣的食物產生過敏反應，這就是我對飲食要求甚高的原因，隨時都要小心謹慎，以免受到食物過敏原的干擾。

反應／血型	A1	A2	O	B	AB
過敏反應	屬於延遲性	屬於延遲性	屬於延遲性，而且有些立即性	屬於延遲性，立即性高	屬於延遲性
適合的食物	禽類、肉、部分海鮮、穀類、蔬菜、水果	海鮮、肉、禽類、非麩質穀類、蔬菜、水果	肉、禽類、一些海鮮、堅果、種子、豆類、蔬菜、水果、龍葵族	禽類、一些肉類、非麩質穀類、蔬菜、水果	禽類、肉類、穀類、龍葵足、蔬菜、水果、所有穀類、非麩質穀類（註）
最不適合的食物	蛋白、玉米糖漿	蛋、牛奶、乳酪、番茄、玉米糖漿	牛奶、蛋、乳酪、玉米糖漿、甜菜糖	花生、黃豆、糖類	腰果、黃豆、蛋白、牛奶

容易有過敏反應的食物	屬於延遲性	蛋、乳製品、堅果、豆類、龍葵族、含麩質穀類	乳製品、蛋、麩質、穀類、龍葵族	堅果、豆類、麩質穀類、蛋、海鮮、糖類、龍葵族、乳製品	堅果、豆類、乳製品、蛋、海鮮、貝類、一些蔬菜
附註	女性可吃一些乳製品與蛋，最好是發酵乳製品。			男性吃下食物過敏原的反應，會比女性嚴重。	

資料來源：羅拉．鮑爾博士

註：非麩質穀類是指印加麥、莧籽、小米、蕎麥、高粱、野米、薏仁。小米有兩種。一種是沒有麩質，一種是含有麩質的糯小米，在選購及食用時，需要注意。

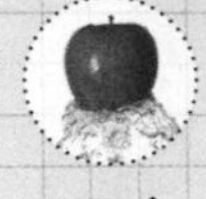

不要再戕害孩童智力

正確吃才是補腦良方

台灣是補習王國，許多家長努力利用各種學習方法，希望能夠增強孩子的智力。

由於腦是很活躍的器官，體積與其他器官比較又相對很小，很容易受到經由空氣或血液帶來的毒素影響，所以想要提升孩童的智力，就要降低毒素的干擾。

首要之道，是不要再餵孩子吃垃圾食物，二是降低糖與澱粉的攝取量，三是避免食用慢性食物過敏原，四是長期補充綜合維生素。

不要再吃垃圾食物：美國紐約市進行過一項大規模的實驗報告，紐約市的公立學校在提供無食品添加物的營養午餐之後，結果發現學童的成績大幅進步。曾有犯罪行為的青少年、過動兒及行為偏失的孩童，在不吃含有食品添加物的食物後，他們的犯罪行為、過動現象及行為皆有非常顯著的改善。

有人覺得加氯、加氟的自來水，即使煮開了味道還是差強人意，所以喝有味道的糖水，像是可樂、果汁、咖啡等，這些飲料不但無法止渴，還會讓細胞和體內缺水，容易形成生理代謝障礙症狀，像是肥胖、胰島素抗拒、糖尿病。因此，我經常勸導家長們不要給小孩吃很甜的糖果、喝有色素及甜的飲料，當然包括家長自己。

自來水雖然不好喝，可以選擇喝小分子或長壽村的活水，它的味道本身就甘甜，沒有任何人工或天然「添加物」，還可以促進毒素排出。

假如你真的為孩子著想，就請不要再餵他們吃含有食品添加物的垃圾食物。

降低糖與澱粉的攝取量：曾經有研究資料發現，降低食物中糖和精製碳水化合物的攝取量，有助提高智力，如果再加上長期（至少八個月以上）補充維生素與礦物質，效果更為明顯。

我常替那些花錢給小孩補習的家長感到惋惜，由於小孩及家長的懵懂無知，因此許多補習的效果都被小孩嗜吃糖類的習慣給吃光了。有些學校福利社販賣高油、高鹽、高糖的「三高」垃圾食品，這些都是會降低孩子智力的飲食。

但千萬不要為了少吃糖，就用阿斯巴甜來取代。阿斯巴甜是兩種胺基酸加上一分子甲醛而所形成的人工甜味劑，全世界至少有六千種食品和飲料含有阿斯巴甜。阿斯巴甜遇熱分解，可能產生腦毒素，早已有流行病學統計顯示，它與腦腫瘤發病率有關。最近義大利科學家公佈一項研究報告，阿斯巴甜經由老鼠實驗證明有致癌性。美國民間也相傳阿斯巴甜可用來殺螞蟻、消滅螞蟻窩，毒性可見一斑。

長期補充營養輔助食品：由於偏食或慣性農產品中的營養不足，有時需要服用綜合維生素。有些補腦的營養輔助食品也是可以長期補充的，譬如魚油、魚肝油。腦部除去水分後有百分之八十是脂肪，脂肪兼具導電及絕緣作用，能夠協助神經細胞間的訊息傳遞，所以供應DHA、EPA、AA等不飽和脂肪酸非常重要。

人的腦部發育到兩歲時就已成形，母親從受孕到哺乳期間，如果攝取的養分無法提供製造足夠腦物質，腦部就會發育不良。腦部快速發育時期，髓磷脂產量必須充足，若髓磷脂不足，神經訊息傳遞也會受到影響。

從媽媽受孕到哺乳、到孩子兩歲期間，對於蛋白質、維生素與礦物質的需求很高，假設供應不足，建造身體結構就會「偷工減料」。

從普萊斯牙醫師對「傳統飲食」與「現代／美式飲食」做的比較研究來看，很顯然地，現代飲食中最缺乏的是脂肪、維生素與礦物質的攝取。

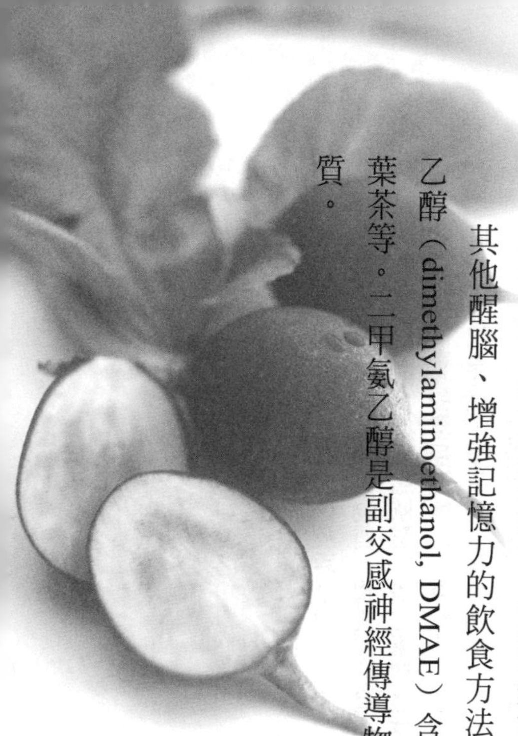

避免食用慢性食物過敏原

避免接觸帶有慢性食物過敏原的食物，可以讓一些小孩變聰明，生活品質更好。

有位朋友的女兒，經常出現流鼻涕及右眼流眼淚的症狀，一整天下來頭昏腦脹，非常不舒服，也因此沒有辦法集中精神專心念書。我建議她去做慢性食物過敏原檢查，結果顯示她對麵粉、牛奶、糖、霉菌、酵母還有汞過敏，謝絕這些食物之後，沒有多久，她的記憶力變好了，頭腦也變得清晰，比較會分析事情，能快速轉換自己的情緒。

食物對心智的影響比對身體的影響還要大，我經常審視自己飯後的頭腦清晰度，觀察剛才吃了什麼不適的東西，會對腦和腸道神經有負面影響。

其他醒腦、增強記憶力的飲食方法，還包括避免吃含咖啡因的食物、多吃二甲氨乙醇（dimethylaminoethanol, DMAE）含量高的沙丁魚和鯷魚（anchovies）、多喝銀杏葉茶等。二甲氨乙醇是副交感神經傳導物乙醯膽鹼的前驅物，銀杏則含舒張腦血管的物質。

健康放大鏡

嬰兒的主要食物是母乳，因此母親的飲食對哺乳嬰兒的健康有重大影響。母乳比嬰兒奶粉多了益生菌、免疫球蛋白、白血球及活細胞、消滅細菌及幫助消化的酵素、有助腸道成長與修復的生長因子、激素及非必需胺基酸等物質。母乳還含有用來加強神經元的髓鞘的膽固醇、用來製造有安撫作用的血清素之色胺酸、必需脂肪酸、維生素和礦物質。母乳會降低嬰兒腹瀉毛病及呼吸道感染、避免引發中耳炎，喝母乳的嬰兒過敏的症狀較少，也較晚出現，甚至可能減少兒童期罹患糖尿病、癌症的機會。

可是近數十年來，嬰兒的主要食物以嬰兒奶粉、牛奶，或豆奶粉居多。

嬰兒奶粉與牛奶的問題很多，除了它是最大宗的食物過敏原不說，它所含的營養配方並不適合腦部正在發育的嬰兒使用。豆奶粉也沒有比嬰兒配方奶粉好，它富含異黃酮，這是植物性雌激素，每天吃下的量與五到十顆避孕丸相等。雖然沒有人研究過量的雌激素對嬰兒會造成的長期影響，不過動物實驗顯示，植物雌激素會改變動物的生殖功能與性行為。

不過，母奶也不是絕對良好的聖品。《紐約時報》記者威廉斯（Florence Williams）參與母乳多溴聯苯醚（PBDE）濃度研究後，有感而發地說：「哺餵母乳時，同時也餵食了嬰兒微量的油漆稀釋劑、乾洗劑、廁所清潔劑、黏著劑、殺蟲劑、指甲油等。妳的母乳說明了妳的飲食、住家和居家裝潢的故事。」台北醫學大學公共衛生系教授韓柏檉曾在《Chemosphere》期刊中發表，台灣的都市人母乳中的汞含量為二．〇二微克／每升，和漁夫體內的汞含量二．〇四微克／每升相去不遠，且估算幼兒的暴露值百分之九十六以上皆來自母乳。他指出，可能是因為都市人常吃壽司、生魚片和魚油補充品，影響了母乳中的汞含量。

台灣母乳哺育聯合學會理事長、台中榮總新生兒科主任陳昭惠認為：「最簡單而重要的真理是：擁有乾淨的母乳是母親和嬰兒的基本權利。工業污染物及一些重金屬擅自闖入我們生活中最私密的部分，我們應該要求的是停止使用這些污染物，而不是停止哺育母乳。」為了下一代的身心健康著想，女性朋友一定要特別慎選食物來源。

避免亂吃黑心食物

市售黑心食物真是「族繁不及備載」，每隔一陣子，就會有相關事件出現在新聞報導中，使得人心惶惶。已被揭發的黑心食物有素食肉品攙雜葷食、死豬肉及香腸、含孔雀石綠的石斑魚、泡吊白塊的鹽水雞、加糖精色素的蜜餞、含戴奧辛的乳品及鴨蛋、加皂黃工業色素的鹹魚及豆乾、添加去水醋酸鈉的麵包及饅頭、添加福馬林的金線魚、漂白米粉及麵條、浸過強鹼的魷魚、漂白免洗筷、含螢光劑餐紙巾、受重金屬污染的魚產及稻米、沒有益生菌的乳酸菌……其實，還有很多黑心食物藏在每一個角落，只是尚未被揭發而已。

我對黑心食物的定義較廣，還包括垃圾食物、污染食物、腐敗食物及中看不中用的食物。

黑心食物：是指人為的故意或私心製造的食物，廠商為了賣相、大量或快速生產、減少損失、延長銷售期間、增加重量、添加過量或禁用的添加物、工廠人員衛生不良，犯罪意圖明顯所製造的食物或食材。

中藥材中也有很多黑心食物，不要以為中藥材都是高檔補品，它們經常包藏著許多毒素。在《整體環境科學》（Science of the Total Environment）所刊載的一項研究發現，食用中藥的婦女母乳中含鉛量比一般人高：「吃中藥的母親，母乳中含鉛量約為八．五九微克／每升，沒有吃中藥的母親母乳中含鉛量約為六．八四微克／每升，前者的鉛含量明顯偏高。」

研究人員還測量孕婦常吃的當歸、紅棗、枸杞、四物湯，所有的樣本都含鉛，四物湯的鉛含量更高達三二．三一微克／每升。美國加州衛生局於一九九八年抽檢兩百六十項在加州中藥店販售的中藥，發現其中約有一成含有高量的鉛。

台灣消基會自二〇〇三至二〇〇六年間接受民眾中藥檢驗，每年都測出中藥含鉛和汞的案例。二〇〇五年，消基會更發佈主要用來治療小兒驚悸及解熱的八寶散，共有三分之二的樣本，鉛和汞的含量皆超過衛生署制定的標準。

污染食物：是指依賴化肥與農藥的農作物，以及純粹以專利及商業考量栽種的食物，譬如美國孟山都（Monsanto）等跨國公司的基因改良種子，就是號稱「第二次綠色革命」的騙局，不僅使用了更多農藥破壞生態，更是生物多元性的終結者。另外，意外事故污染食源的食物，如多氯聯苯油、含防霉汞劑的小麥種子誤磨成食用麵粉等，這些在台灣與他國發生過的實例，都有可能造成腦神經損壞。還有受到土壤、空氣、水、微生物污染的各種食物，像受到重金屬污染或環境荷爾蒙污染的深海魚。

二〇〇四年，美國食品暨藥物管理局（FDA）及環保署（USEPA）針對即將懷孕的孕婦、哺乳中的媽媽與四歲以下的兒童提出呼籲，避免食用馬頭魚、鯖魚、旗魚與鯊魚等四種汞含量超過一 ppm 的魚類。美國地方政府威斯康辛州更張貼四種語言的海報，提醒各族群「育齡婦女所該知道關於吃魚的事」。日本厚生勞動省（衛生署）也於二〇〇四年提出警告，孕婦需限制食用包括金目鯛等九種深海魚。

美國 FDA ／ CDC 警告孕婦要少吃含汞高的大尾魚，在台灣，連鼓勵大家吃魚的醫師都自己賣魚求安心，可見深海魚的污染程度有多麼嚴重。農委會近年來針對水產品重金屬進行監測，發現魚類中的汞含量最高的是旗魚（八十九 ppm）和鯊魚（六十一 ppm），所以呼籲大家選擇 DHA、EPA 含量豐富，汞含量低的魚食用，如鱈魚。我則建議大家要選購經過檢測的魚貝類，或安心養殖的魚獲。

一九九〇年，高雄醫學院附設醫院，調查高雄市九百多名小學生的血鉛濃度，發現鉛濃度愈高者，學校成績愈低，尤其是語文和社會科最為明顯。平均血鉛濃度上升三微克，成績就會退後一名。

我們常會在新聞媒體看到五貓連體、四手四腳嬰兒等令人怵目驚心的報導及畫面，這是重金屬與環境荷爾蒙毒素污染所造成的悲劇，這些毒素包括戴奧辛、多氯聯苯、DDT、有機錫（三丁基錫）、雙酚A、壬基苯酚、磷苯二甲酸脂、多種農藥、苯乙烯樹脂。除了生物怪象外，人類生殖能力的降低、性錯亂、乳癌及過敏患者的增加，以及孩童出現怪異的行為，皆與環境荷爾蒙有關。

環境荷爾蒙的形成，生活在地球上的每一個人都脫離不了關係，像戴奧辛的來源包括垃圾焚化、含鉛汽油的燃燒、造紙木漿的漂白；磷苯二甲酸脂是製造保鮮膜、玩具、塑膠醫療用品的原料，這些都是日常生活常用的東西。還有雙酚A、苯乙烯樹脂是塑膠用品、泡麵碗的原料，皆和我們的生活緊密依存。

腐敗食物：是指遭到微生物污染的食物，像黃麴菌常污染花生、芝麻、黃豆、玉米、豆瓣醬、豆腐乳等，會引發肝癌。草莓、葡萄、漿果等水果，水分很高，也容易遭微生物入侵，出現發霉現象。

中看不中用的食物：是指營養素不足以維持活躍生命力的食物，譬如各種用農藥、化肥長大的作物，或是基因改造食物，甚至可能是連農夫、飼養者自己都不敢吃的食物。畜牧業者試圖在最短時間之內，使用最少、最便宜的飼料，獲取最高重量的食用肉，所以飼養的豬、羊、牛、雞、鴨都是圈養，沒有行動自由，以減少熱量耗損。飼主還常常要施打含重金屬的疫苗，避免細菌感染，提高存活率；或是打瘦肉精改變肉質，讓牠們吃含有生長激素的飼料，以快速增重，這是慘無人道的餵養方法，再加上未放血的快速屠宰方式，成為令人難以下嚥的「毒肉」。

黑心食物滿街都有，我認為黑心食物的出現，製造商及購買者要各負一半的責任。製造商為了貪圖更大的利益，罔顧消費者的安全與健康；購買者則是貪圖便宜、外表的好看及口感，導致黑心食物日漸猖獗。據調查，高達百分之七十七的人害怕誤食黑心食物，但是卻經常吃這些來路不明或添油加醋的食材。

我認為沒有比改變購買行為更直接有效的方式，能改變黑心食物氾濫的惡性循環。我們購買食物之前，除了詳閱食品標示之外，還要看懂有機認證標章、食品履歷，或者直接到有機農夫的農場參觀選購。

如果不徹底改變購物行為，仍有可能受到黑心食物的毒害。

有礙健康的生活毒

還在吃食品添加物？

在烹調過程中常會釋放出非人為添加的毒素，譬如油炸馬鈴薯條會產生反式脂肪酸與致癌物；有些醃製的醬菜也會含有致癌物；中國人最愛的快鍋熱炒的烹調方式，常會讓油脂過熱超過發煙點，這種烹調習慣不只破壞不飽和脂肪酸產生氫化油，還會因為油煙亂竄，造成不抽菸的女性飽受肺癌威脅。

食品添加物是最常見的生活毒素，即使有些添加物是在政府規定的安全範圍內。一九七三年，專精於兒童過敏的芬哥德醫師公開他行醫多年的經驗，他發現百分之四十到五十的病例是食品添加物所造成的。很多過動兒一旦停止吃含有人工色素、人工香料及某些防腐劑的食物後，行為立刻有很大改善。很多孩童的學習障礙與其他行為上的問題，也都因為在飲食上做了改變後，大為減少。

一九八五年，《刺胳針》（Lancet，著名期刊）公開了一篇極具信服力的證據。在一項實驗中，將有引發過動兒的可疑食物加以去除後，百分之七十九的孩子有很明顯的改善，一旦再吃那些食物後，孩子的行為表現會立刻變壞。研究顯示，人工色素和香料是最嚴重的罪魁禍首，糖亦是如此。

所以，當孩子出現行為舉止上的笨拙或異常反應時，不妨先問問孩子吃了什麼食物，吃多了無益的食物就會產生以下各類型的身心障礙：

急性短暫症狀：如腹瀉、噁心、嘔吐、急性腸胃炎、身體發冷發熱、發燒。

長期累積的輕微症狀：過敏反應、器官功能損害、免疫力低落。

心智不足症狀：腦神經損傷造成的過動躁動、注意力不集中、ＩＱ降低、哭鬧不已、疲憊懶散、頭痛、心悸、抑鬱。在美國，有百分之十以上的美國人被診斷出有心理疾病，包括人格分裂、各類恐懼症、憂鬱症、焦慮性心理失調等等。有五百至六百萬美國人罹患強迫症，但是就醫比例不到百分之二十；百分之七至十四的美國兒童，在十五歲以前就有罹患嚴重憂鬱症的經歷。

我常會問學員：「你們是要讓自己或小孩，終生被食品添加物弄到麻痺不仁、腦袋僵化、放任身體繼續惡化下去，還是要試圖改變自己的健康？」

很多人吃慣了食品添加物，反而對於天然作物的鮮甜失去了判別能力，認為味道太淡，食不下嚥，我也只有搖頭嘆息的分，因為他們的味覺已經忘記了什麼是原味。

想要身體健康，就一定要逐漸減少食用含有添加物的食品，不要吃到頭殼變糟、身體變壞時才驚覺事態嚴重，此時已為時已晚，來不及補救了。你可以使用下列的測試表，檢查自己餐後的狀況。

飲食對心智與情緒影響簡易檢測調查表（從0到7，請挑選出自己的反應或表現）

0	7
寧靜	緊張焦慮
快樂	憂鬱
客氣	憤怒敵意
活力	懶散
主動	疲憊被動
思路清晰	心智混淆
靜待	過動
清醒	昏昏欲睡
注意力集中	不集中

第九章

擺脫慢性食物過敏有方法

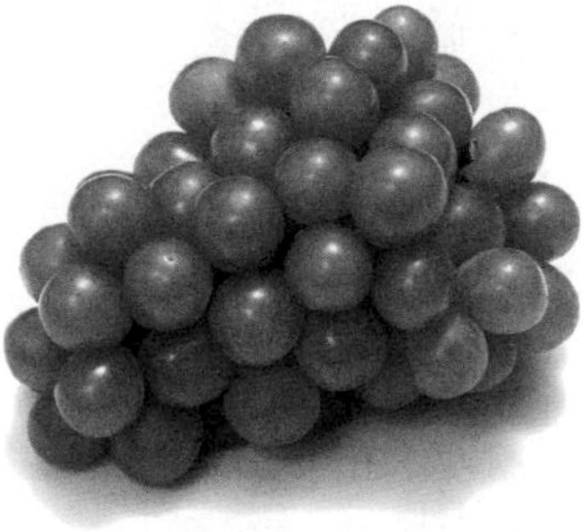

物理脫敏療法

南布竹帕醫師的脫敏法

西方醫學並沒有治療慢性食物過敏原的對策，反而是另類醫學有多種非侵入性的治療方法，主要歸功於前文提到的德薇．南布竹帕醫師。

南布竹帕醫師是以應用物理性方式進行脫敏的開山祖師，由於她深受食物過敏之苦，痛苦到只能吃白米與青花椰菜，所以投入各類中醫、西醫、脊椎神經醫學的研究，希望能找出解決之道。

有一天下課後，她的肚子餓得難受，只能以胡蘿蔔充飢，將就吃了幾口後，立即感到身體不適，此時的她正在中醫學校學針灸，連忙請先生拿針灸針扎穴位，扎完之後，就倒在未吃完的胡蘿蔔前睡著了。當她醒來後，卻發現身體有不一樣的感覺，腦袋變得非常清醒。她意識到可能是在針灸時，剛好與令她過敏的胡蘿蔔能量做了接觸，反而修正了她對胡蘿蔔過於敏感的反應，這個意外發現讓她找到治療慢性食物過敏的方向，最後結合中醫、脊椎神經醫學、西醫，開創了「南氏脫敏法」。

南布竹帕醫師還有一個特殊經歷。她從小就多病，也有異位性皮膚炎的問題，一直找不出原因，有一次她回印度探親，在山谷散步的時候出現皮膚過敏，這時她發現四周的植物上附有一層白色粉末，追問之下，才知道原來是殺蟲劑DDT，剎那間，她終於理解自己小時候體弱多病，是由於暴露在大量噴灑殺蟲劑的環境之中。她馬上用脫敏方法處理，不久皮膚問題就消失了，而且從此不再發作。

上述的經歷讓我們知道，南氏脫敏法的療效不僅限於慢性食物過敏原，任何環境因素都可以被逆轉。

她的意外發現也給了我一個很大的啟示：在接觸過敏原的當下，如果能夠調整或扭轉個人的能量，就能夠導正過敏。所以我遵照此一原則，經常鼓勵過敏性患者在進行針灸治療時，將引起過敏的過敏原帶在身上。

如果過敏者知道自己對哪一些食物過敏，在進行針灸治療或花精療法等任何療癒法時，都可以攜帶一些過敏原在身上，讓身體恢復能量，順便清除過敏反應，這是一石二鳥的方法。我也鼓勵有過敏問題的患者，睡覺前放兩、三項過敏原在身上，因為睡覺時是身體自行修復細胞的時間，有一併調理或減緩過敏症狀的效果。更積極的作法是照三餐自行按摩「後谿穴」。

卡拉漢博士的心理反向點療法

在研究脫敏過程中，我找到了「後谿穴」這個脫敏點（見圖），大人、小孩都可以按摩這個穴位，每次至少敲擊三分鐘以上，最好每天照三餐敲。後來我閱讀羅傑．卡拉漢（Roger Callahan）撰寫的《敲醒心靈的能量》，方知該穴位是所謂的「心理反向點」。

卡拉漢博士是思維場療法（Thought Field Therapy）的創始人，他在按摩經絡穴位時，意外地去除了一位病患的恐水慌症。他發現紊亂的思緒和某一部位經絡的能量有關，而中醫的經絡系統具有控制與治療心理疾病的作用，透過敲擊經絡穴位的方式，可以消弭負面情緒所造成的不良影響。

什麼是「心理反向」？它和經絡系統兩極的顛倒有關，有可能是體內能量流動倒轉了方向，或者受到了阻礙。假如內心層面有負面及自我排斥的感受，或有自虐行為，就會釋放出反向心理的訊號，出現消極、破壞性情緒，或是瓦解日常行為的正面表現。

有心理反向者，經常會將字母或數字的順序弄顛倒，也有可能將方向搞混、色彩搞錯，甚至做出事與願違的舉動。但心理反向不一定是全面性的，所以不會所有的事情都出現倒轉現象。

心理反向在慢性病患的身上也非常普遍。卡拉漢在紐約大學作研究時，曾應用靈敏度極高的儀器檢測出高達百分之九十六的癌症患者，有心理反向的問題。

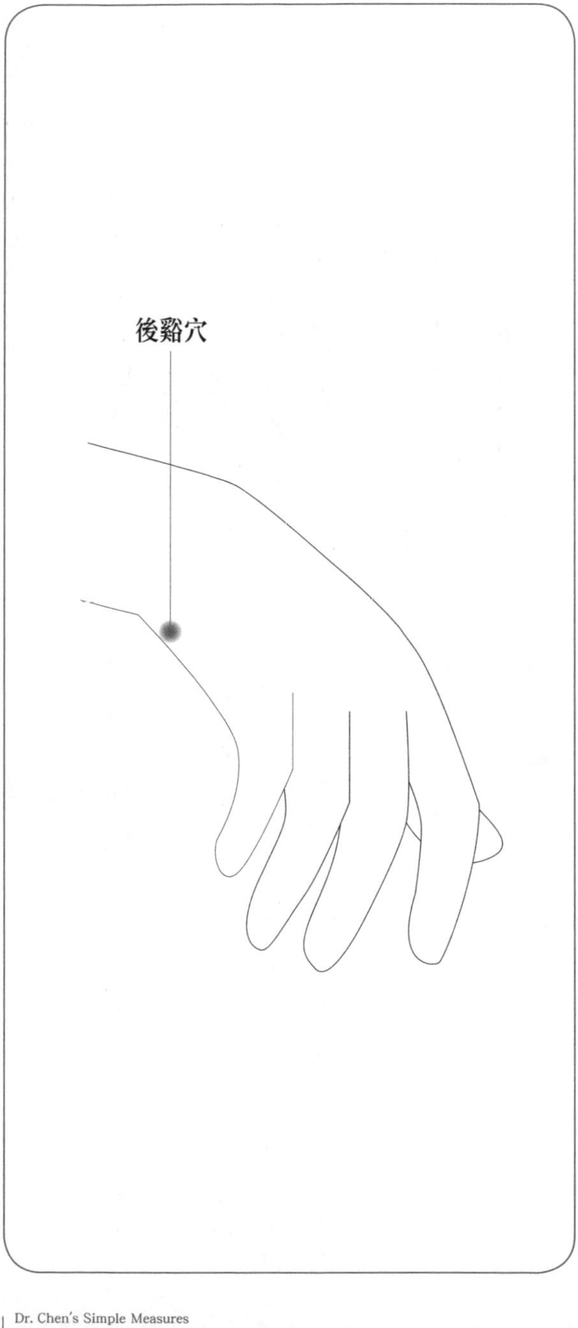

麥可．布雷特脫敏急救法

假如在剛吃完過敏原食物後，就出現氣喘或其他症狀，可以參考麥可．布雷特（Michael Blate）的脫敏急救法。

布雷特是美國北卡羅來納州可倫巴斯鎮（Columbus）的居民，他寫過一百本以上自然療法的書籍和手冊，特別是指壓急救。他提供了一旦過敏或氣喘症狀發作時，可以按壓的四個穴位點，我加上了第五個點，按壓這五個點即可舒緩過敏，非常簡單，不消一分鐘就可以完成。

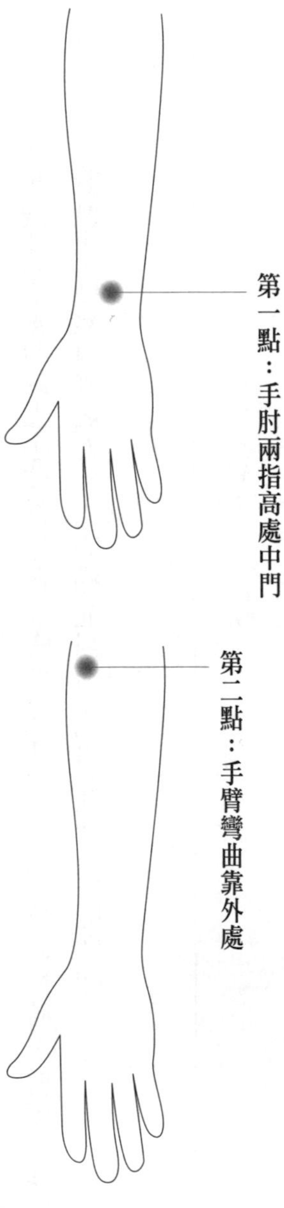

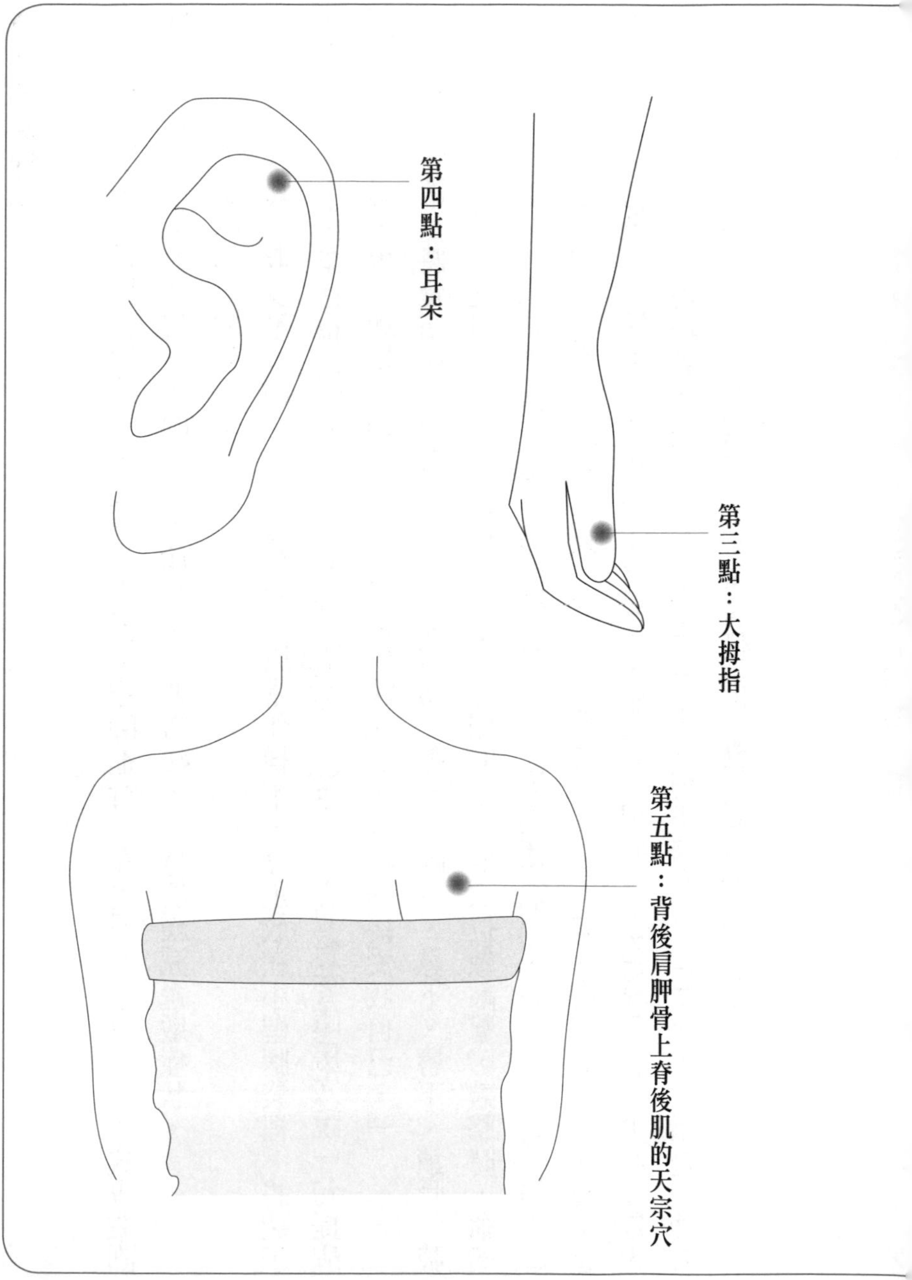
第四點：耳朵
第三點：大拇指
第五點：背後肩胛骨上脊後肌的天宗穴

DIY脫敏法

南氏脫敏法是比較複雜的脫敏法，需要治療師進行，在台灣還沒有受過正式專業訓練的治療師，但經過我多年的研究，簡化了這個方法，一樣能緩減過敏症狀。

DIY脫敏法步驟如下：

第一步驟：取少量的奶、蛋、麵粉過敏原當作樣本，分別放在小塑膠袋裡，將袋子放置在皮膚上，手持續按摩第一肋骨間的庫房穴（ST14），並對著庫房穴說一句提醒語：「我有奶、蛋、麵粉的過敏原，但我依然深深的、全然的接受我自己。」

第二步驟：將食指與中指合併，依序從眉頭、眼尾、眼下、鼻下、唇下、鎖骨、腋下、大拇指外側、食指、中指、大拇指、手掌旁側的十二個穴位做敲擊，敲擊時，繼續說這句提醒語：「我有奶、蛋、麵粉的過敏原，但我依然深深的、全然的接受我自己。」

眉頭是攢竹穴（GB）、眼角是瞳子髎穴（BL2）、眼下是承泣穴（ST1）、鼻下是人中穴（DU26）、唇下是承漿穴（RN24）、鎖骨是俞府穴（KI27）、腋下四寸是大包穴（SP21）、大拇指外側是少商穴（LU11）、食指是商陽穴（LI1）、中指是中沖穴（PC9）、小指是少沖穴（HT9）、手掌旁側感情線尾是後谿穴（SI3）。

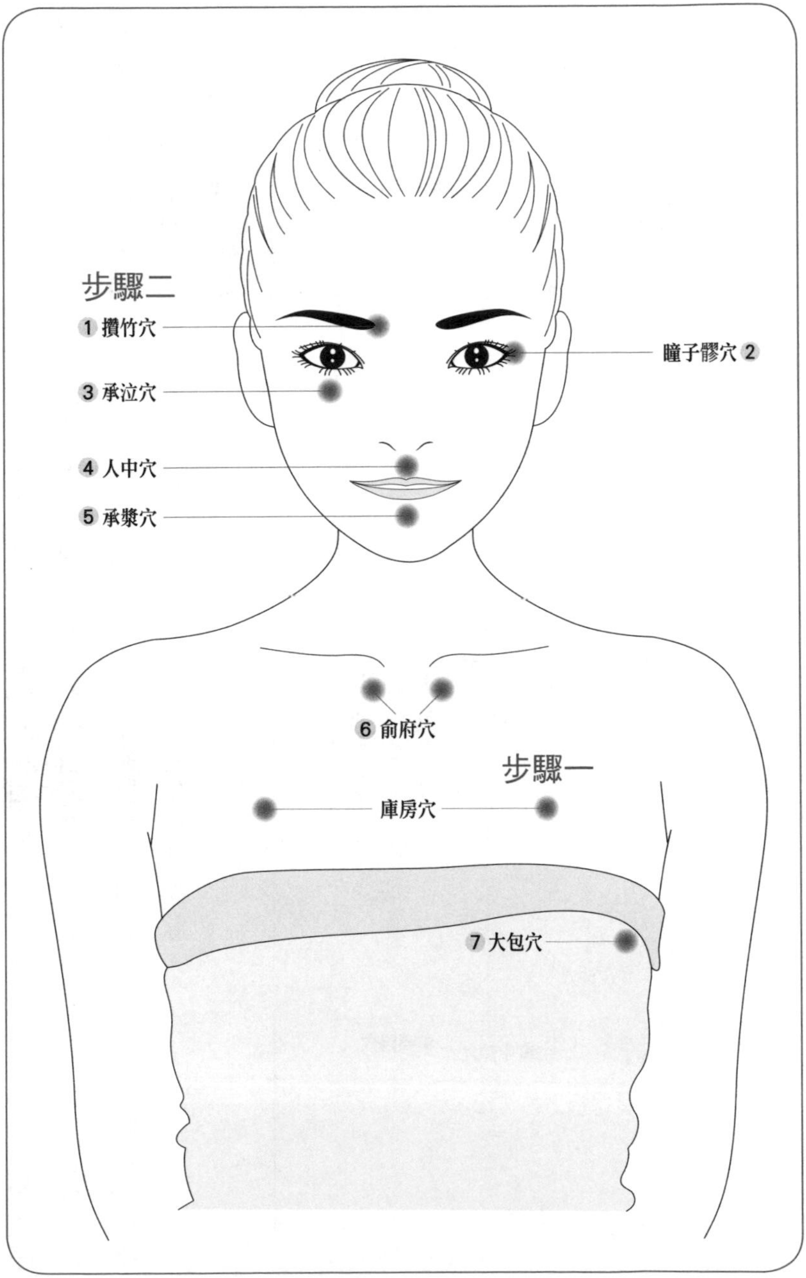
步驟二
1 攢竹穴
瞳子髎穴 2
3 承泣穴
4 人中穴
5 承漿穴
6 俞府穴
步驟一
庫房穴
7 大包穴

第三步驟：按壓無名指與小指末端間的液門穴（TB/SJ2），又稱廣效點，然後依序做眼部運動。1閉眼、2張開眼、3眼睛盡量朝最右邊看、4眼睛盡量朝最左邊看、5眼睛盡量朝最上方看、6眼睛盡量朝最下方看、7眼睛順時針轉一圈、8眼睛逆時針轉一圈、9唱生日快樂歌、10數一到五的數字、11再唱生日快樂歌。

第四步驟：重複第二步驟。

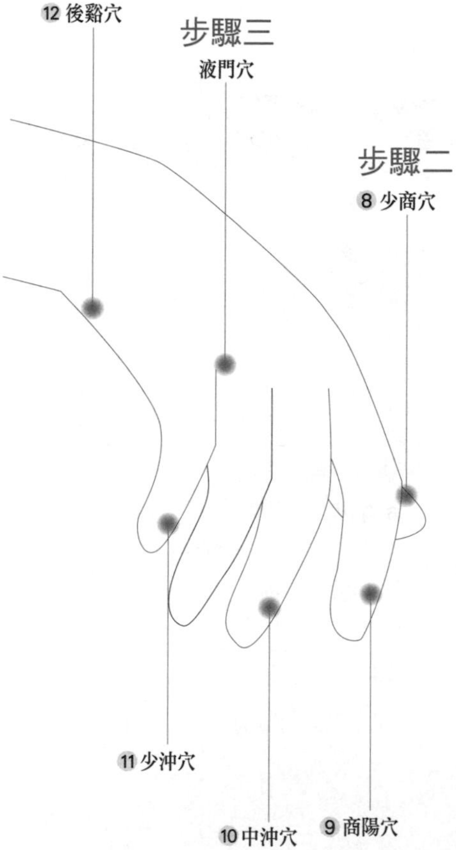

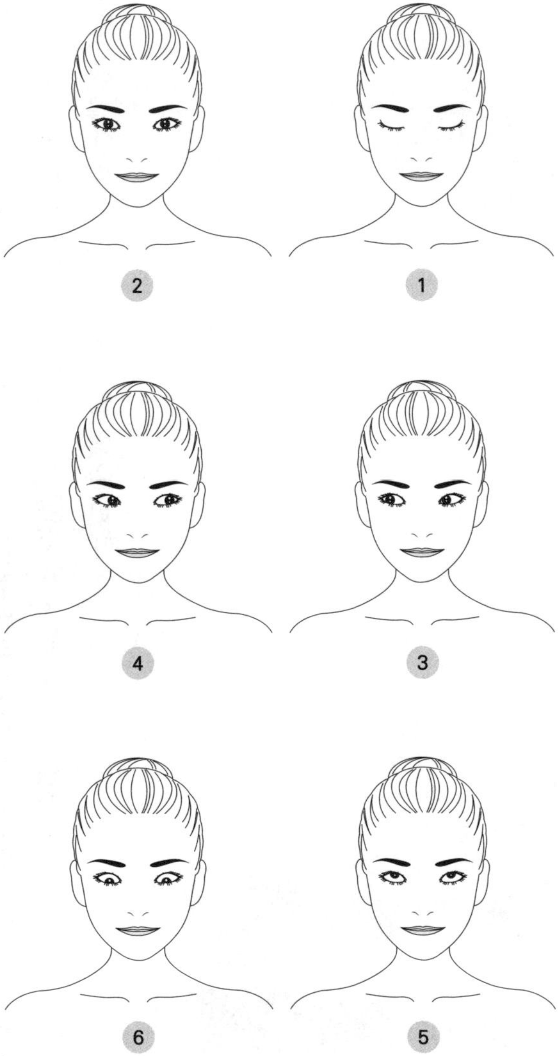
2
1
4
3
6
5

如果你的過敏嚴重，就要進行以下的步驟補強，該步驟則是來自南氏脫敏法。先按摩右手的合谷穴（LI4）約一分鐘，再按右手的神門穴（HT7）、曲池穴（LI11），接著依序按左手的曲池穴、神門穴、合谷穴，接著轉移至左腳內側的三陰交穴（SP6）、行間穴（Liv3），再按右腳的行間穴、三陰交穴，最後再回到右手起點的合谷穴。

按壓後覺得疲累，小睡一下，效果會更好。

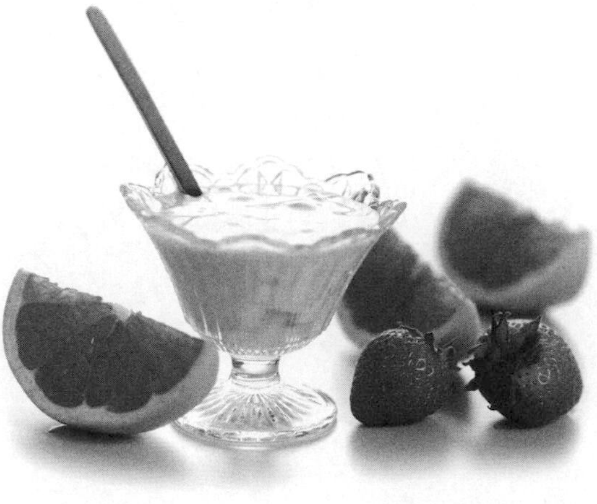

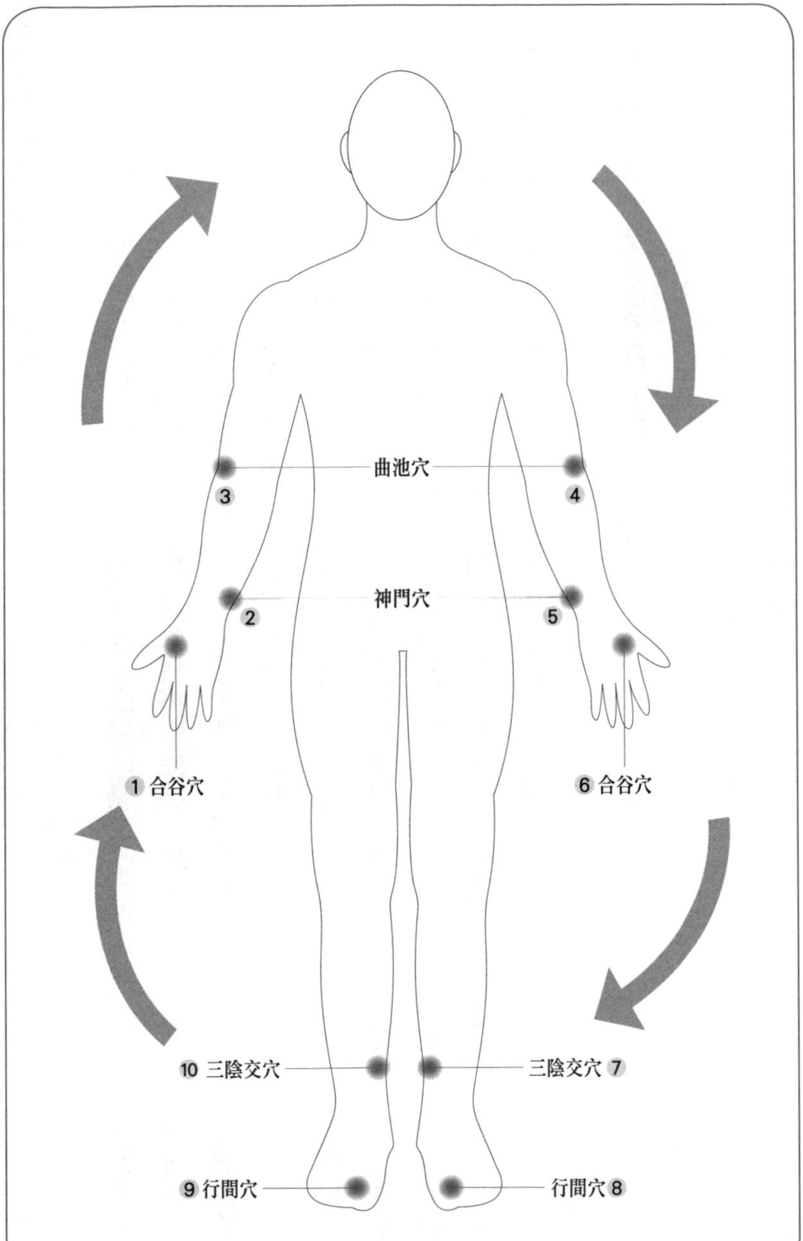
曲池穴
3
4
神門穴
2
5
1 合谷穴
6 合谷穴
10 三陰交穴
三陰交穴 7
9 行間穴
行間穴 8

調理自律神經有利脫敏

現代醫學已經證明神經、免疫、內分泌系統三者透過訊息傳導物會相互影響，所以藉由經絡與自律神經的調理，可以迅速舒緩過敏症狀。日本的名醫安保徹也發現，白血球確實受到自律神經的控制。只要自律神經平衡，免疫細胞就能對外來物做適當的反應，而不會產生過敏或免疫細胞攻擊自身組織或器官的自體免疫疾病。

現代人患有過敏的情況比例相當高，過敏要根治並不容易，或許是所暴露的過敏原環境太強、太持續，必須長時間、重複進行才能逐漸擺脫過敏症狀。像接受南氏脫敏法的治療者，幾乎一整天的時間都不能觸碰到過敏原；若是住在都會區的病患對汽機車的廢氣過敏，根本沒有治癒的機率。例如，曾有家長反應，他的小孩對髒空氣過敏，在對岸無污染的鼓浪嶼進行脫敏治療，效果比在台灣本島好。

平衡自律神經要從牙齒開始

運用適應機制回應壓力源，是人類與生俱來的本能，可是長期累積太多壓力，適應力減弱，身體功能也逐漸失調，容易導致疾病。疾病產生不單只是身體功能失調而已，大部份皆與自律神經失調，無法回應壓力源有關。

「牙齒壓迫症候群」是病人在回應重要壓力時最常見的一種展現方式。尤其是牙齒與上、下顎是腦與脊椎的延續，全身最敏銳的本體感覺也是介於上、下前門齒之間。

在著床胚胎長到四週大時，神經管（neural tube）與神經節（neural crest）已然形成，神經管會形成中樞神經和上下顎各四顆的門牙；神經節則形成周邊神經、所有的感官接受器、一半的腦下垂體、其他所有的荷爾蒙腺體，以及牙齒琺瑯質外所有牙齒系統。所以亞特蘭大腦顱學會的創始人賈斯丁・瓊斯（Jastin Jones）牙醫師才會說：「牙醫師是最高階的腦神經醫師。」

根據衛生署國民健康局的統計，我國十二歲以上的人口中，百分之四十七有缺牙問題，平均缺牙數達到五・六顆；而六十五歲以上的民眾缺牙數更高達十四・八顆，以上數字顯現出不分老少，國人多有本體感覺錯誤的情形發生。

錯誤的本體感覺也可能來自口腔病灶感染，病灶感染源釋放的毒素往往會造成口腔周遭神經肌肉的緊張，引發錯誤的本體感覺。所以，有牙周病、齒槽骨空穴感染、蛀牙、死牙、殘留牙根，以及牙齒做過根管治療的人，可能會因錯誤的本體感覺所形成的壓力源，而出現身體難以調適的情況。

要保持自律神經的和諧，除了排毒、抒壓、心存感恩外，還需要遵循大自然的法則、填補蛀牙的銀粉會釋放傷害腦神經的汞蒸氣，產生不當的電流，更不用說與其他金屬混合後，在口腔中產生了強大電池效應，由於電池效應的電流比正常腦波來得高，會大大影響神經肌肉系統，造成錯誤的本體感覺。

《汞齊的汞中毒：對人腦的禍害》（Mercury Poisoning from Dental Amalgam：A Hazard to Human Brain）的作者派瑞克．史德特貝可（Patrick Stortebecker），早在一九六七年就指出汞齊的汞蒸氣可由三叉神經進入腦部，也會由牙髓進入沒有瓣膜的顏面骨頭靜脈系統，對腦部造成莫大傷害。

壓力對於人體的調適作用有好有壞，有時候是非常主觀的看法；同樣的事情，對某些人來說是大問題，對某些人而言卻是一項具有激勵的挑戰。經常持負面看法者，內心的壓力會轉化成一種約束因子，只要同樣的情境出現，身體就產生關聯性的症狀，猶如「一朝被蛇咬，終身怕草繩」的制約反應。

負面壓力日積月累、超出身體負荷後，會造成一般適應機制的崩潰，所以，維護健康必須要從自律神經的平衡做起。平衡自律神經需循序漸進，一方面回歸身體的最佳平衡結構，另一方面要找到生命的平衡點，先去除體內的毒素、感染源，進而改變心念，拋棄負面的情緒。當生活有了規律，自律神經得以和諧，就能幫助器官修復，疾病也得以痊癒。

要保持自律神經的和諧，除了排毒、舒壓、心存感恩外，還要遵循大自然的法則、依四季提供的天然食材，汲取老祖先流傳下來的飲食智慧。就我個人深刻的體會是，每次吃飯時，重複多次的咀嚼能夠讓自律神經安定下來，若再佐以有意識的吃，並對食物賦予感恩之心，腸胃道的消化及吸收就會順暢，面對壓力時，也比較能夠從容以對，更具彈性及包容力。

健康放大鏡

壓力理論的宗師漢斯・希里約（Hans Selye）博士，也是一位醫師，他曾對壓力作了明確詮釋：「不論是外在因素，像物理、化學毒素及心理壓力；或內在因素，像負面情緒，實驗動物皆能表現出相同並且可以預測的反應。」這些可預測的反應，希里約命名為「一般適應機制」。

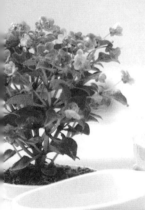

務實的健康管理

「身體健康一半靠嘴巴」所要闡述的，不是只有徹底整治牙齒、吃的方法、吃的態度、飲食內容與習慣的改變，最重要的是在於如何滋養我們的身心靈，讓身體能量保持高度優勢及智慧。當我們對自己身體與心智具有絕佳感受時，自能生出智慧、汲取滋養身體的良方。

我們要知道為什麼不要吃過敏原食物，也要知道如何避免吃到會上癮的食物，更要拒吃食品添加物及遠離黑心食物，才能讓我們的心智不致受到戕害。

我要強調的是當逐步改善飲食習慣及吃的內容時，就會以正向精神及自我負責的態度，對待我們的腸胃道，再透過排毒淨化身心方式，逐步發展出以直覺飲食的能力。

所謂「藥補不如食補，食補不如動補，為善最樂最補。」直覺式飲食能力會幫助我們跳脫出以往盲目追求重口味的口慾，開始重視咀嚼和食物帶給我們的身心健康感受，這是防止病從口入的開始。

別忘了，每天還要以行善之心，為自己的大愛餐加菜，藉由善言善語將「身體健康靠嘴巴」的理念向外傳播出去，千萬不要「口不擇言、禍從口出」。

為善最樂的起點是自己的家庭，當你要責罵孩子、老婆或老公吃飯時不要多嘴之前，不妨換個方式，讓他們理解咀嚼帶來的真正好處，不僅家庭氣氛和樂，還能維繫一家人的健康，省下不少健保費支出，可說是一舉數得。

「身體健康一半靠嘴巴」不是一句口號，而是務實的健康管理。

國家圖書館出版品預行編目資料

跟著博士養生就對了 / 陳立川 著.--初版.--臺北市：平安文化. 2010．01 面；公分
--（平安叢書；第0346種）
（真健康；7）
ISBN 978-957-803-759-5（平裝）

1.口腔 2.牙齒 3.健康飲食

416.9 98024256

平安叢書第0346種
真健康 07
跟著博士養生就對了
作　者—陳立川
發 行 人—平雲
出版發行—平安文化有限公司
台北市敦化北路120巷50號
電話◎02-2716-8888
郵撥帳號◎18420815號
皇冠出版社(香港)有限公司
香港灣仔告士打道88號19樓
電話◎2529-1778　傳真◎2527-0904
出版統籌—盧春旭
出版策劃—龔槵甄
責任編輯—許婷婷
美術設計—吳欣潔
行銷企劃—賴玉嵐
印　務—陳碧瑩
校　對—余素維・劉素芬・許婷婷
著作完成日期—2009年
初版一刷日期—2010年1月

法律顧問—王惠光律師

讀者服務傳真專線◎02-27150507
電腦編號◎524007
ISBN◎978-957-803-759-5
Printed in Taiwan
本書定價◎新台幣250元/港幣83元

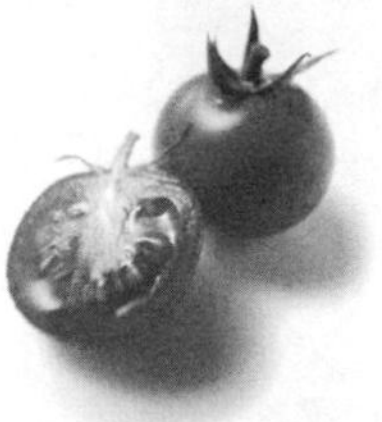

酵素牙粉

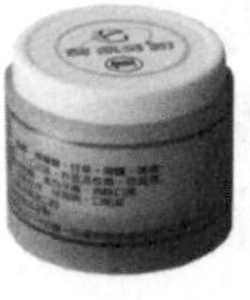

養生四不：不含發泡劑、人工甘味、
防腐劑、界面活性劑。
產品效能：不干擾口腔平衡。能刺激唾液、
預防蛀牙、生津解勞。
使用說明：不必先沾濕牙刷及口腔。
以乾牙刷直接沾牙粉刷牙。

隨身型按摩牙刷促銷組合

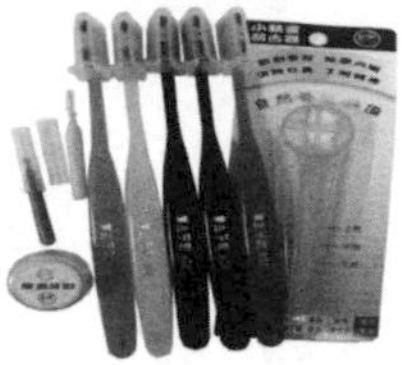

1、牙刷超軟刷毛，刷頭小、後白
無死角，可按摩牙齦。附蓋設
攜帶，容易養成隨時刷牙習慣
2、超值組合：含牙刷、刮舌器、
及酵素牙粉給牙齒全方位的照

純糙米米粉

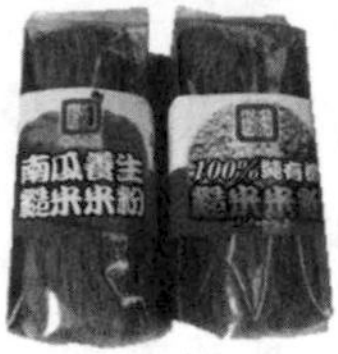

由天然原料-純糙米製成，
絕對不含防腐劑、人工香料
及化學添加物。通過TQCSI
國際機構HACCP認證。

100%純橄欖油手工皂

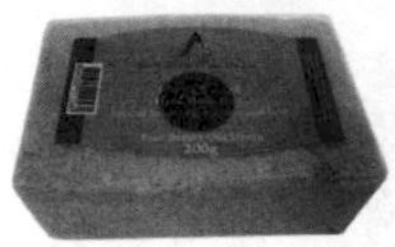

使用100%有機特級原生橄
純手工製造，特殊的製法
肥皂不易融化、耐用又有
力。超大塊(200g)、可從
用到腳，方便又經濟 。

有機冷壓純鮮椰油

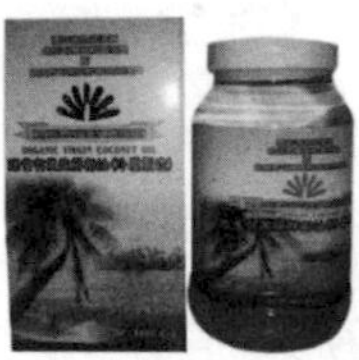

通過美國"USDA"椰園及
生產工廠兩項有機認證，
有溫和椰子的芳香氣息，
可直接飲用口齒留香，含
豐富的月桂酸，月桂酸為
健康的中鏈脂肪酸，與人
體母乳脂肪十分相似。

椰子の花蜜糖

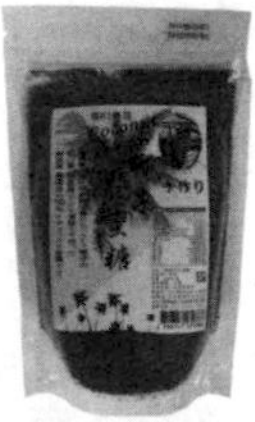

從無農藥、無化肥的椰子花
採收的椰花蜜，用日本食品
格品質控管技術，並堅持遵
古法純手工長時間煉製而成
富含礦物質鎂、錳、鋅..等
實驗證明是低GI(升糖指數)
品，因其含有高倍量的天然
胺酸，更可提升麵包、饅頭
烘焙食品之風味。

Rooibos Tea 琥珀茶

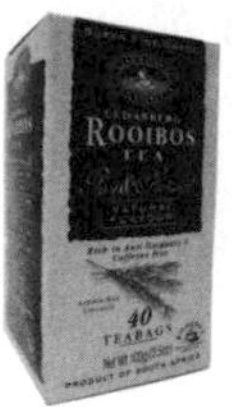

Rooibos Tea 乃龍鬚針葉松，
其根部深入地下三~五公尺，
能充分吸收大地之精華，其中
包含豐富礦物質、SOD及微量
元素。能幫助調整體質、促進
代謝。在南非被譽為國寶，
在日本被視為美顏聖品。不含
咖啡因，可長時間浸泡。

纖維粉(洋車前子殼)

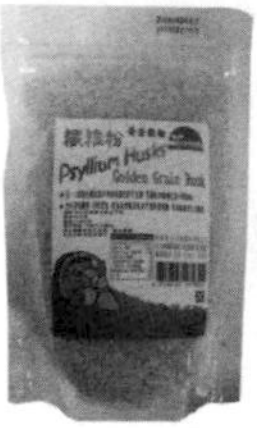

黃金穀物，高純度洋車前子
含水溶性纖維，吸收度佳，
食後有飽足感並可使排便順
暢，有助維持消化道機能。

Naturemall
自然養生坊

自然養生特約店

折扣抵用券

最高折抵金額 **100元**

憑券享受現場消費折抵20%優惠

Naturemall
自然養生坊

自然養生特約店

折扣抵用券

最高折抵金額 **150元**

憑券享受現場消費折抵20%優惠

O'Life

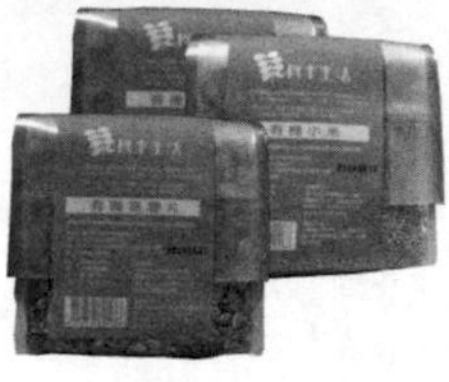

有機莧籽
有機裸麥片(黑麥片)
有機小米

德國BIO有機認證，中華有機農業協會驗證

Urtekram亞堤克蘭
有機嬰兒沐浴精
有機嬰兒洗髮精
有機嬰兒身體乳

丹麥歷史最優久的身體保養品公司生產，通過歐盟Ecocert有機及無香精抗敏雙認證(AAF)，不會使寶寶的皮膚發癢或過敏，成人使用也很適合。

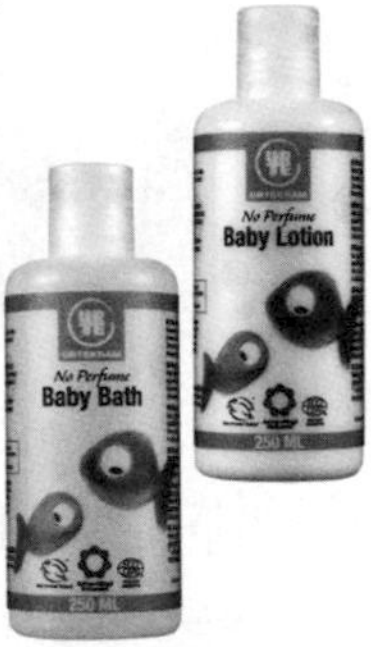

瑞典歐特力有機燕麥奶

通過瑞典KRAV(SE Ekoll)有機認證，完美的營養成份組合最符合每人每日營養素建議攝取量的百分比。不含乳糖、大豆蛋白與膽固醇，是對乳蛋白、大豆蛋白以及麥穀蛋白(GLUTEN)過敏的朋友最佳選擇。

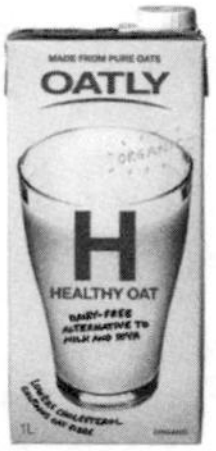

Naturemall 自然養生坊

活動辦法 (請先索取最新活動通報，憑券消費折抵10%以上優惠及摸彩贈品)

日期:即日起至 2010年08月20日 止

1. 活動時間、商品異動與折抵比例以消費現場及本活動網站最新公告為準，部份商品抵用完畢，請以其他商品替代。
2. 消費額抵扣金額不足部份須付現補足，優惠不可退換現金。
3. 若有退貨時將不退還抵用券亦不補發。
4. 抵用券消費限「自然養生坊」特約店(歡迎申請加入)使用，如需宅配服務請自付運費及配合貨到收款作業。
5. 「自然養生坊」保有本抵用券活動內容更新與終止使用的權利，相關訊息請以更新後資訊為準。

活動地點查詢：

自然養生整合行銷團隊　　電話:02-2368-6626

Email: relifeer@gmail.com　　**http://blog.udn.com/relifeer**

雙重優惠、摸彩大方送

姓名：　　TEL：

地址：

Mail：

經辦者:　　兌換店章:

抵用商品記錄:

Naturemall 自然養生坊　日期:即日起至2010年08月20日止

中獎名單將定期公佈,摸彩贈品僅限到店領取

雙重優惠、摸彩大方送

姓名：　　TEL：

地址：

Mail：

經辦者:　　兌換店章:

抵用商品記錄:

Naturemall 自然養生坊　日期:即日起至2010年08月20日止

中獎名單將定期公佈,摸彩贈品僅限到店領取